DES

SCROFULIDES GRAVES

DE LA

MUQUEUSE BUCCO-PHARYNGIENNE

(ANGINES SCROFULEUSES GRAVES. — LUPUS DE LA GORGE)

PAR

Georges HOMOLLE,

Docteur en médecine de la Faculté de Paris,
Ancien interne lauréat des hôpitaux de Paris (accessit 1872, médaille d'argent 1874),
Lauréat de l'Académie de médecine (1871),
Membre titulaire de la Société anatomique.

PARIS

LIBRAIRIE J.-B. BAILLIÈRE ET FILS

19, rue Hautefeuille, près du boulevard St-Germain

1875

103

DES

SCROFULIDES GRAVES

DE LA MUQUEUSE BUCCO-PHARYNGIENNE

(ANGINES SCROFULEUSES GRAVES. LUPUS DE LA GORGE.)

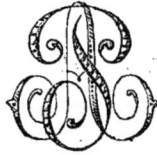

DES

SCROFULIDES GRAVES

DE LA

MUQUEUSE BUCCO-PHARYNGIENNE

(ANGINES SCROFULEUSES GRAVES. — LUPUS DE LA GORGE)

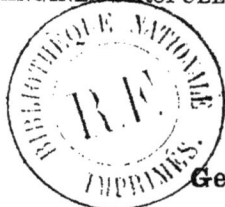

PAR

Georges HOMOLLE,

Docteur en médecine de la Faculté de Paris,
Ancien interne lauréat des hôpitaux de Paris (accessit 1872, médaille d'argent 1874),
Lauréat de l'Académie de médecine (1871),
Membre titulaire de la Société anatomique.

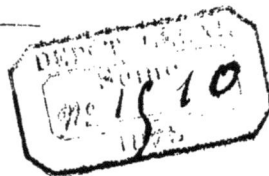

PARIS

LIBRAIRIE J.-B. BAILLIÈRE ET FILS

19, rue Hautefeuille, près du boulevard St-Germain

—

1875

DES

SCROFULIDES GRAVES

DE LA MUQUEUSE BUCCO-PHARYNGIENNE

(ANGINES SCROFULEUSES GRAVES. LUPUS DE LA GORGE.)

Parmi les problèmes que l'hôpital Saint-Louis offre
à l'étude, il en est peu dont la solution présente plus
d'intérêt et en même temps de difficultés que le diagnostic de certaines manifestations de la scrofule et
de la syphilis. Devant ces faits, les maîtres eux-mêmes
hésitent; le dermatologiste le plus exercé à reconnaître
la maladie aux traits de l'affection, pour employer
le langage de M. Bazin, le clinicien le plus habile à
retrouver dans l'histoire du malade les jalons qui montrent la voie de la vérité, n'arrivent parfois l'un et l'autre
qu'à un diagnostic de probabilité : syphilis possible,
scrofule probable, disait M. Ricord en pareille circonstance.

Si délicate que soit la diagnose lorsque les lésions
siégent sur la peau, elle est souvent plus incertaine encore
dans les cas où l'affection s'est produite sur des surfaces
muqueuses et y constitue la seule manifestation morbide.

Combien plus complexe enfin est la question lorsque la strume et la vérole semblent accumuler leur action ? Tantôt c'est un scrofuleux devenu syphilitique chez qui évoluent côte à côte les accidents des deux maladies constitutionnelles ; tantôt la lésion actuelle revêt des traits particuliers qu'elle semble emprunter à une double origine ; chez d'autres malades enfin, la scrofule a d'étranges allures, et, dans ses manifestations, simule à ce point la syphilis que l'on songe à la vérole héréditaire. Pour formuler un diagnostic précis, pour discuter sainement le pronostic et indiquer le traitement, le médecin a souvent à résoudre de pareilles difficultés lorsqu'il est en présence de malades atteints de lupus.

Ce nom de *lupus*, un peu vague, qui pour les uns ne représente qu'une affection générique [de la peau, qui pour d'autres, entraîne fatalement avec lui l'idée de scrofule, et pour d'autres enfin, caractérise une maladie distincte, comparable à la syphilis ou à la strume, fut d'abord exclusivement réservé à des lésions cutanées ; il a servi plus tard à qualifier certaines affections des muqueuses, et le lupus de la muqueuse bucco-pharyngienne a plus particulièrement attiré l'attention des médecins durant ces dernières années.

C'est à l'étude de ces faits ou plus exactement des scrofulides graves de la bouche et du pharynx que ce mémoire est consacré.

Les documents qui m'ont servi dans ce travail sont les suivants :

1° Les discussions auxquelles ont donné lieu, au sein de la Société médicale des hôpitaux, d'abord en 1865, une communication de M. Hérard sur le *diagnostic différentiel de la scrofule et de la syphilis* (1), puis, en 1871, la lecture d'un mémoire de M. Isambert, sur l'*angine scrofuleuse* (2).

2º La thèse de M. Fougère, écrite sous l'inspiration de M. C. Paul (3).

3º Treize observations inédites puisées dans la riche collection de M. Lailler que je ne puis trop remercier de sa bienveillante libéralité.

4º Dix-sept observations personnelles inédites que j'ai recueillies pour la plupart dans le service de mon excellent maître, M. le Dr Besnier, à l'hôpital Saint-Louis; onze d'entre elles peuvent être avec plus ou moins de certitude regardées comme des exemples de scrofulides de la bouche et du pharynx ; les autres ne me serviront qu'à l'étude du diagnostic différentiel.

En laissant de côté les cas dont l'interprétation paraît le plus discutable, on peut réunir aujourd'hui, pour faire l'histoire des angines scrofuleuses, au moins quarante-cinq observations. Mon travail n'est que l'analyse de ces faits, et, grâce au nombre des malades que j'ai pu observer, soit dans les salles de M. Besnier, soit dans d'autres services, les descriptions que je me suis efforcé de faire aussi exactes et aussi complètes que possible, sont la reproduction, d'après nature en quelque sorte, de ce que j'ai vu.

Le nombre des observations semble indiquer une abondance de matériaux considérable ; mais, dans une certaine mesure, cette richesse est plus apparente que réelle ; les descriptions sont en général très-brèves et manquent de la précision qui est indispensable lorsqu'il s'agit de lésions

(1) Bulletins de la Société médicale des hôpitaux, 1865, p. 63.
(2) Société médicale des hôpitaux, 1871. Mémoires, p. 107.
(3) Thèse de Paris, 1871, nº 37.

dont les caractères objectifs ont une si grande importance.

L'étude du lupus des muqueuses en général ne remonte pas à une époque bien éloignée ; la plupart des médecins qui en ont fait mention ont eu surtout en vue l'extension du lupus de la face aux cavités nasale ou bucco-pharyngienne, et ils se sont bornés à indiquer cette propagation d'une manière générale, sans fournir de description détaillée.

Le premier auteur, à ma connaissance, qui signale les lésions scrofuleuses de la gorge est Travers (1), qui, dans le XV⁰ volume du *Medico-chirurgical transactions*, dit, en parlant des ulcérations de la bouche et du pharynx : « The « subject of this disease, are if young, of a palpably scro- « fulous temperament... »

En 1832, Arnal (2) compare les effets de la scrofule à ceux du vice vénérien ; le plus souvent, dit-il, ces effets sont plus graves que ceux de ce dernier et le désordre est à jamais irréparable.

En 1835, Rayer (3) s'exprime ainsi en parlant du lupus : « la destruction peut s'étendre à la membrane pituitaire, parcourir les fosses nasales et même se replier sur la membrane muqueuse de la voûte palatine jusqu'aux gencives qu'elles sillonnent profondément. »

Alibert et M. Devergie font allusion à cette propagation du lupus aux muqueuses. M. Cazenave (4) fait la même

(1) Medico-chirurgical transactions of London. 1829, t. XV, p. 254.
(2) Journal hebdomadaire. 1832. 2⁰ série, t. VIII, p. 99.
(3) Traité des maladies de la peau, p. 195.
(4) Traité des maladies de la peau et de la syphilis, t. IV, p. 171.

observation et signale même « l'inflammation ulcérative des muqueuses en dehors de toute altération de la peau. »

En 1842 (1), M. Tardieu présentait à la Société anatomique les fosses nasales et le pharynx d'une jeune fille qui avait succombé après avoir présenté une scrofulide ulcéreuse de la gorge.

En 1844, Hamilton (2) publie le premier mémoire sur les angines scrofuleuses; il rapporte quatre observations qu'il rattache à deux formes bénigne et grave; il signale les ulcérations qui parfois succèdent à des tubercules durs, comparables à ceux du lupus exedens, et les adhérences qu'on voit s'établir entre le voile et le pharynx de manière à boucher toute communication avec la partie postérieure des fosses nasales.

En Allemagne, Werrnher regarde le lupus comme une lésion destructive qui marche des parties profondes du nez et de la gorge vers la périphérie. Pohl (3), qui rapporte cette opinion en la critiquant comme exagérée, ajoute ces mots : « cela doit cependant nous conduire à toujours examiner la cavité buccale et le pharynx dans tous les cas de lupus de la face. »

En 1854, Bryk, de Cracovie (4), publiait trois observations d'ulcérations chroniques des fosses nasales. Le dernier de ces faits au moins nous paraît très-contestable comme exemple d'angine scrofuleuse; c'est aussi l'opinion de M. Verneuil (*Arch. gén. de méd.*, 1865).

M. Bazin, dans son *Traité de la scrofule*, étudie d'une

(1) Bulletin de la Société anatomique, 1842. Thèse de Paris, 1845.
(2) Dublin journal of medical science, 1844. (Anal. dans les *Archives gén. de méd.*, 1845.
(3) Virchows archiv, 1854. t. VI, p. 192.
(4) Wiener medicin. Wochenschrift, 1854. Traduit dans le mémoire de II. Paul et dans la thèse de M. Fougère.

manière analytique les lésions strumeuses des muqueuses et de la gorge en particulier. Il cite deux observations très-importantes de l'angine ulcéreuse qui, pour employer ses expressions, peut constituer une des formes de la scrofule fixe primitive.

Je ne ferai que signaler en passant un fait publié par Czermak (1), un autre de Coulson (2). Le mémoire de H. Paul, traduit par M. Verneuil (3), a trait aux adhérences des piliers postérieurs au fond du pharynx; il ne renferme aucune observation nouvelle de scrofulide grave de la gorge.

En 1865, à la Société médicale de Vienne, on discute la nature de certaines ulcérations du pharynx et du larynx qui, regardées par les uns comme scrofuleuses, sont rapportées par les autres à la syphilis héréditaire.

La même année, s'élevait, à la Société médicale des hôpitaux de Paris, une discussion fort intéressante à laquelle prirent part MM. Hérard, Lailler, Desnos, qui apportaient, comme contribution à l'histoire des angines scrofuleuses, cinq observations nouvelles.

En 1869, observation et leçon clinique de M. C. Paul.

En 1871, M. Isambert lit à la Société des hôpitaux un mémoire dont j'ai déjà parlé, riche de huit faits nouveaux (quelques-uns ne peuvent être acceptés qu'avec réserve), auxquels s'ajoutèrent les observations rapportées l'année suivante par MM. Desnos, Bucquoy, Dumontpallier, Lailler, Libermann.

J'ai déjà mentionné aussi la thèse de M. Fougère, qui

(1) Acad. des sciences de Vienne (Sitzungsber... etc.), 1858.
(2) The Lancet. Nov. 1862.
(3) Arch. f. klin. chir., t. VII, p. 199. Traduction dans *Arch. gén. de méd.*, 1865.

renferme neuf observations inédites. En même temps, les connaissances acquises étaient rendues presque classiques par les articles que MM. Peter (1) et Desnos (2) inséraient dans les dictionnaires en cours de publication.

Enfin tout récemment, et alors que mon travail était achevé déjà, viennent d'être publiées une observation accompagnée de commentaires par M. Landrieux (3) et la thèse de M. Lemaistre, sur les angines scrofuleuses superficielles (4).

Quelques indications bibliographiques disséminées dans mon mémoire compléteront le résumé historique de la question.

DIVISION DU SUJET.

Les faits qui peuvent servir à l'étude des manifestations graves de la scrofule sur la muqueuse buccale et sur la gorge sont de deux ordres : ce sont, d'une part, toutes les observations de lupus de la face accompagné de lésions profondes; d'autre part, un certain nombre de cas dans lesquels les altérations ont exclusivement leur siége sur les muqueuses sans que la peau soit elle-même intéressée.

Ces dernières affections sont d'un diagnostic fort difficile, et il convient de discuter pour ainsi dire un à un chacun des faits qui sont déjà publiés, chacune des observations nouvelles.

(1) Dict. encyclop. des sciences médicales, t. IV, p. 753.
(2) Dict. de médecine et de chirurgie pratiques, t. II, p. 484.
(3) Archives de médecine. Décembre 1874.
(4) Thèse de Paris, 1874.

Quant aux documents du premier ordre, je suis loin de les négliger, et ils me semblent, dans leur simplicité, devoir servir de guide pour l'analyse de cas plus délicats. Ils permettent de reconnaître plusieurs types cliniques. qui se retrouvent avec plus ou moins de netteté dans les scrofulides graves primitives de la bouche et du pharynx.

J'ai donc étudié tous les cas de lupus que j'ai observés pendant les six premiers mois de 1874, à l'hôpital Saint-Louis, et j'ai pu compulser en outre une série d'observations antérieures réunies dans les cartons de M. Lailler.

J'ai examiné, dans le service de M. Besnier, onze sujets affectés de lupus tuberculeux ou tuberculo-ulcéreux; deux d'entre eux avaient des lésions graves des muqueuses de la bouche et de la gorge. J'ai trouvé dans la collection de M. Lailler, 59 faits de lupus; chez 12 malades, bien que l'affection remontât parfois à 15 et 17 ans, l'absence de toute lésion des muqueuses est expressément constatée; chez 28 autres, aucune altération n'est signalée. 13 sujets avaient des lésions plus ou moins graves; 6 autres (et un de ceux que j'ai observés) avaient seulement des modifications très-minimes de la muqueuse buccale ou pharyngienne. J'ai vu enfin, dans les divers services de Saint-Louis, un certain nombre de lupus avec lésions de la gorge, dont je ferai mention dans le cours de ce travail; mais ils ne peuvent servir, comme les précédents, à indiquer la fréquence relative des altérations des premières voies digestives dans les cas de lupus.

Je n'ai pas parlé jusqu'ici du lupus érythémateux; il n'envahit en effet les muqueuses que dans des cas trèsexceptionnels. M. Bazin (*De la scrofule*, p. 214) cite un cas d'extension du lupus érythémateux à la lèvre inférieure. J'ai observé deux faits semblables; mais dans aucune des dix observations qui m'ont été communiquées par M. Lailler, les altérations de la muqueuse buccale ne se trouvent signalées.

I

LÉSIONS DE LA MUQUEUSE BUCCO-PHARYNGIENNE

OBSERVÉES CHEZ LES SUJETS AFFECTÉS DE LUPUS
DE LA FACE.

Lésions élémentaires.

La *lésion élémentaire* est, dans bien des cas, difficile à
déterminer, quand on étudie les affections que présentent la bouche ou le pharynx chez les malades qui ont un
lupus de la face.

Elle semble souvent constituée par un simple érythème ; dans d'autres cas par un ou plusieurs éléments
papulo-tuberculeux ; chez d'autres sujets enfin, par de
très-petites pustules qui, très-rapidement, deviennent le
point de départ d'ulcérations.

Une femme de la Salpêtrière m'a montré un bel
exemple de lupus solitaire de la gorge : une seule saillie
tuberculeuse constituait la manifestation profonde ; la
face était complètement envahie par la scrofulide (salle
Sainte-Valère, 18. M. B..., 24 ans).

Il n'est pas rare de rencontrer, sur le même sujet, plusieurs lésions distinctes qui varient surtout avec la portion de la muqueuse bucco-pharyngienne sur laquelle
elles se sont développées.

Plus ou moins rapidement, quelle qu'ait été l'altération initiale, se manifeste une remarquable tendance à la destruction qui, tantôt, se fait avec une rapidité rappelant le lupus exedens (L. qui détruit en profondeur), tantôt, procède silencieusement par une sorte d'usure progressive, tant le travail ulcératif est peu manifeste.

Le lupus qui détruit en surface ne serait représenté que par quelques cas d'extension à la muqueuse labiale du lupus érythémateux ou par certaines ulcérations très-superficielles.

Le lupus hypertrophique a son analogue dans certaines tuméfactions diffuses de la muqueuse de l'isthme ou de quelques autres points de la cavité buccale.

Cette simple indication laisse entrevoir que, sur les muqueuses comme à la peau, le lupus, ou mieux la scrofule, dont le lupus est si souvent la manifestation, revêt des apparences diverses; une observation le montrera mieux encore :

OBSERVATION I. — Lupus. — Scrofulide tuberculo-ulcéreuse de la face. — Lésions des lèvres, de la gorge et de la langue.

Geisel (Charles), 27 ans, mécanicien, Saint-Léon 56 (service de M. le Dr E. Besnier). Entré le 27 avril 1874.

Homme grand, de constitution moyenne, ayant eu dans l'enfance des gourmes, des glandes au cou, des ophthalmies; plus tard, deux blennorrhagies, mais aucun accident de syphilis.

A l'âge de 13 ans, débuta sans cause connue, sans traumatisme, une tuméfaction du lobule du nez avec rougeur, sans ulcération ni croûte au début; plus tard, et peu à peu, la lésion s'étendit en surface, et, depuis cinq ans, la portion cartilagineuse du nez est détruite. Il existait déjà, depuis un temps que le malade ne peut préciser, avant que le nez commençât à rougir, un écoulement nasal que G... compare à un rhume de cerveau prolongé, sans jetage purulent, sans croûtes (lupus primitif de la pituitaire?).

La lésion fit des progrès fort lents avec des périodes d'aggra-

vation vers le printemps et l'automne de chaque année, tandis que,
l'été et l'hiver, il y avait une amélioration relative.

Il y a trois mois, la lèvre supérieure s'excoria dans sa portion
muqueuse, mais la lésion fit peu de progrès. Depuis trois semaines
au contraire, sous l'influence d'excès alcooliques, l'affection a
marché plus rapidement, et en même temps, le nez, qui était cica-
trisé, s'est ulcéré de nouveau.

Actuellement, toute la partie moyenne de la face, le nez, une
partie des joues, la lèvre supérieure et la région voisine des commissures labiales sont le siége de la scrofulide. La lèvre intérieure
ne présente d'altération de la muqueuse que dans sa moitié droite.

Des lésions importantes existent à la voûte et au voile du palais,
à l'isthme du gosier, enfin sur la langue.

La lèvre supérieure, projetée en avant, a un aspect lisse, une
coloration un peu livide. Toute la portion muqueuse est ulcérée ;
elle présente au niveau des commissures, surtout à gauche, des
éminences tuberculeuses à surface mamelonnée mûriforme, d'une
teinte carminée avec un léger enduit laiteux.

La portion constamment exposée à l'air, plus sèche, est recouverte d'un enduit concrété, d'apparence gommeuse.

La moitié droite de la lèvre inférieure est tuméfiée ; la muqueuse,
lisse et douce au toucher, au lieu de présenter la coloration rouge
pâle, carnée du côté opposé, a un ton plus vineux ; elle est un peu
boursouflée inégalement, et, sur le fond rose violacé, se voient
d'assez nombreux points pâles qui semblent correspondre à des
glandules, ne font aucune saillie, et ne donnent aucune sensation
de dureté sous le doigt.

La tuméfaction avec état mamelonné granuleux se prolonge sur
la muqueuse des joues jusqu'au voisinage des grosses molaires à
gauche et un peu plus loin à droite.

Il est difficile d'apercevoir la muqueuse gingivale ; elle est rouge,
violacée, fongueuse avec déchaussement des dents et enduit purulent à leur sertissure.

Sur toute la voûte palatine, la muqueuse, d'une coloration
presque normale, présente un état granuleux très-prononcé ;
voisinage des dents en particulier, elle est couverte de petites éminences mamelonnées, du volume d'un grain de chènevis à celui
d'un très-petit pois, rouge pâle, avec une teinte laiteuse diffuse ;
chacune d'elles est couverte de petites granulations secondaires, arrondies, miliaires. Au voisinage du voile, la muqueuse est plus

égale. Le pilier postérieur du côté gauche, gros et court, se dirige assez brusquement en arrière et en dedans; il va adhérer, après un court trajet, au fond du pharynx qu'il est difficile de découvrir derrière le voile pendant, peu mobile et augmenté de volume dans toutes ses dimensions.

Quant aux piliers antérieurs, ils sont un peu mamelonnés et c'es par eux que les lésions du voile du palais semblent se relier à celles dont je vais parler maintenant.

Vers la base de la langue, à la limite des parties qu'il est possible de découvrir par l'examen à la simple vue, sont deux éminences tuberculeuses. L'une, antérieure, située du côté gauche de la ligne médiane, a le volume et la saillie d'un demi-pois; sa forme est assez régulièrement ovalaire; ses bords sont nets; sa surface présente quelques saillies papillaires peu prononcées; sa coloration est plus pâle, plus jaunâtre, plus mate que celle des parties voisines; sa consistance est ferme. En arrière de ce tubercule en est un autre moins volumineux, mais de même apparence, entouré lui-même d'éminences moins distinctes qui se confondent avec les grosses papilles de la base.

L'épiglotte, déformée, montre le même gonflement de la muqueuse que les parties environnantes. La même tuméfaction avec apparence de fermeté s'observe sur les replis aryténo épiglottiques dont la surface est légèrement mamelonnée, boursouflée.

Les cordes vocales supérieures paraissent, elles aussi, un peu épaissies.

A la région sus-hyoïdienne, du côté gauche, se trouvent quelques ganglions augmentés de volume.

L'épididyme gauche est le siége d'une induration consécutive à une orchite.

La santé générale est excellente; il n'existe aucun signe physique, aucun symptôme fonctionnel de tuberculose.

La voix est tout à fait normale.

La déglutition se fait régulièrement

Le voile du palais a perdu sa sensibilité réflexe; on peut, avec l'abaisse-langue, le frotter sans déterminer de mouvements réflexes. Quant à la sensibilité tactile, elle est très-bien conservée.

Il n'y a aucune douleur spontanée.

Le goût, l'audition n'ont subi aucun trouble.

Traitement général. — Huile de foie de morue; sirop d'iodure de fer; iodure de potassium, 1 gramme chaque jour.

Homolle.   2

Traitement local. — Pommade à l'onguent citrin, 0,50 centigr. pour 30 gr. sur le lupus facial. Acide chlorhydrique dilué sur la muqueuse palatine.

A la fin de juillet, après trois mois de séjour à l'hôpital, le malade est notablement amélioré : le gonflement de la face a beaucoup diminué ; la teinte violacée des téguments a fait place à une coloration plus rosée.

Trois ulcérations superficielles, à fond lisse, jaunâtre, d'apparence lardacée, se voient à droite et à gauche de la luette et sur le pilier antérieur gauche.

Chez ce malade, en résumé, se montraient à la fois, ici, une simple tuméfaction avec rougeur livide (sur la lèvre inférieure) ; là, un état mamelonné granuleux, presque végétant en quelques endroits (sur la muqueuse palatine) ; comme fongueux en d'autres (aux gencives). Ailleurs, ce sont des saillies d'apparence tuberculeuse (sur la base de la langue) ; sur d'autres points encore, à une période différente, des ulcérations superficielles pulpeuses, à droite et à gauche de la luette dont elles semblent préparer la destruction.

En général cependant les lésions sont plus uniformes, et l'on peut ainsi distinguer un certain nombre de types que je vais indiquer en empruntant pour les décrire les termes mêmes de mes observations.

On ne tarde pas d'ailleurs, lorsqu'on étudie plusieurs malades, à reconnaître que la localisation des lésions tend à leur faire revêtir un caractère plus ou moins spécial ; aussi, après l'étude des formes extérieures, sans distinction du siége, passerai-je rapidement en revue les diverses manifestations qui peuvent s'observer aux lèvres, aux gencives, à la voûte et au voile du palais, sur la muqueuse des piliers, de la langue, de l'excavation amygdalienne, du fond du pharynx, sur l'épiglotte et au larynx.

L'analyse des symptômes fonctionnels qui accompagnent les désordres matériels complétera le tableau clinique.

Des divers types que peuvent présenter les lésions lupeuses de la bouche ou de la gorge.

On est obligé d'admettre, au point de vue de la forme des lésions buccales ou pharyngées qui accompagnent le lupus de la face, plusieurs types distincts : l'*érythème* d'apparence particulière qu'on pourrait désigner par le nom d'érythème livide, les *granulations*, un type *hypertrophique*, un type *atrophique*, les *ulcérations*, enfin une *forme cancroïdale* qui éveille invinciblement l'idée d'une transformation *in situ* que plusieurs dermatologistes ont admise, et dont l'anatomie pathologique a confirmé la réalité dans un nombre, à la vérité très-restreint, de cas bien observés.

1° *Erythème livide.* — Il est très-fréquent, en dehors de toute autre altération des muqueuses, de rencontrer, chez les sujets atteints de lupus, une apparence spéciale de l'arrière-bouche, qui a une coloration vineuse, rouge violacée, livide ; cette teinte s'observe surtout sur les piliers du voile du palais, où se voient de petites veinosités. Cet aspect rappelle jusqu'à un certain point (lors surtout qu'il s'y joint un état granuleux) ce que l'on observe à l'inspection de la gorge chez quelques fumeurs de profession.

Chez d'autres sujets la muqueuse de l'isthme et du fond du pharynx, rouge, vineuse, comme dans les cas précédents, est surtout remarquable par son aspect luisant et son état de sécheresse.

Non-seulement l'arrière-bouche, mais toute la cavité buccale, peuvent présenter le même érythème; alors seulement la teinte n'est bien souvent pas uniforme; on trouve, surtout aux lèvres et sur la muqueuse des joues, des surfaces d'apparence laiteuse, d'un ton rose pâle, un peu bleuâtre, et çà et là des érosions très-superficielles qui rappellent plus ou moins exactement les plaques muqueuses.

Lorsque, sur une surface circonscrite, la rougeur fait place à une teinte plus franchement opaline, si surtout en ce point existe une légère élevure, la ressemblance est plus complète encore et la lésion pourrait être désignée sous le nom de *plaque muqueuse scrofuleuse.*

Au mois de février 1874, se trouvait, dans le service de M. Hillairet, un homme qui présentait des plaques opalines des lèvres et de l'anus. Au premier abord, on aurait pu croire à la vérole.

Chez un malade que j'ai vu cette année à Saint-Louis (*Voy.* obs. IX), on remarquait en 1865 (observation communiquée par M. Lailler) les lésions suivantes : la muqueuse participe pour ainsi dire à l'épaississement de la lèvre; elle est semée de petites plaques blanches opalines, plissées, rappelant certaines plaques muqueuses de la bouche.

2° *État granuleux.* — Bien souvent le voile du palais, souvent aussi le fond du pharynx, laissent voir, sur un fond érythémateux, de petites éminences miliaires tantôt rosées et presque demi-transparentes, tantôt plus rouges et ressemblant plus à de petits bourgeons charnus qu'à des saillies glandulaires.

Mais il est d'autres granulations sur la valeur desquelles M. Isambert a appelé l'attention en 1872; elles constitueraient pour lui une manifestation de la tuberlose et se lieraient à une forme spéciale de phthisie. La thèse récente de M. Koch est consacrée à l'étude de ces faits que je n'ai pas eu l'occasion d'observer, et auxquels, par conséquent, je ne m'arrêterai pas.

3° *Hypertrophie, tuméfaction et bourgeonnement de la muqueuse.* — De même qu'on voit certaines formes de lupus donner aux parties qu'elles envahissent une apparence presque éléphantiasique, ou, à un moindre degré, s'accompagner d'une tuméfaction diffuse des téguments, ainsi voit-on souvent la muqueuse des lèvres et des joues, du voile du palais ou des piliers, épaissie et tuméfiée. Mais ce gonflement, quelquefois considérable, est loin d'être uniforme dans bien des cas. La muqueuse est bosselée en quelque sorte, couverte de gros mamelons que séparent des sillons plus ou moins profonds et qui présentent eux-mêmes une apparence bourgeonnante. Suivant que les saillies affectent une disposition plus ou moins globuleuse, suivant que les dépressions se creusent davantage ou restent plus superficielles, les parties malades prennent un aspect ou mûriforme ou végétant.

L'observation II est un exemple remarquable d'altérations strumeuses de la muqueuse bucco-pharyngienne; elle montre, chez le même malade, un état éléphantiasique des membres inférieurs et, comme degré très-atténué d'une lésion analogue, une tuméfaction avec état mamelonné de la muqueuse des lèvres, des gencives, des joues, de la voûte palatine.

On sait quelle tuméfaction les lèvres peuvent acquérir chez certains lupeux, à ce point qu'à la coloration près, on pourrait songer à la lèpre.

La saillie que fait la muqueuse labiale presse sur la gencive, qu'elle avait, dans un fait curieux rapporté par Pohl, si complètement atrophiée aux deux arcades dentaires que les dents avaient été déchaussées jusqu'à leur racine. Les saillies bourgeonnantes ont parfois une apparence tout à fait hyperémique, et forment de petits mamelons d'un rouge vif; leur surface brillante semble privée d'épithélium et saigne facilement; dans les sillons qui les séparent se voit un liquide puriforme.

Une femme de 27 ans (Norm. Saint-Thomas, 31), scrofuleuse, fut reçue en février 1867 dans le service de M. Lailler, pour y être traitée d'un lupus ulcéreux de la face qui avait débuté vers l'âge de 8 ou 9 ans et récidivait pour la quatrième fois. Outre les lésions faciales, il existait une altération de la muqueuse des gencives et de la voûte palatine. « C'est surtout, est-il dit dans l'observation recueillie par M. Landrieux, la face interne de la lèvre supérieure, la gencive correspondante et la totalité de la muqueuse qui recouvre la voûte palatine qui présentent des altérations notables; la muqueuse est rouge, hyperémiée, fortement tuméfiée; çà et là, à sa surface, on observe des bourgeons charnus ayant un volume variable. Il n'y a pas d'ulcérations appréciables. »

4° *Atrophie interstitielle.* — Jusqu'ici j'ai étudié une série d'états pathologiques qui, pour altérer plus ou moins profondément la structure des parties malades, n'entraînent cependant pas leur destruction; tout au plus reste-t-il, comme vestige des modifications qu'a subies la muqueuse, des cicatrices superficielles, qui indiquent que le lupus a détruit bien plus en surface qu'en profondeur.

Parfois, à en juger du moins par l'état d'amincissement des parties, il semble que l'affection ait été plutôt une sorte d'atrophie interstitielle qu'une véritable ulcération.

Il faut être réservé dans l'interprétation de pareils faits; il est, en effet, possible que la luette ou les portions du voile qu'on trouve amincies et rétractées aient été peu à peu détruites par une sorte d'érosion progressive, d'ulcération presque insensible.

5° *Ulcérations*. — Entre le lupus vorax qui, dans un temps très-court, détermine de vastes et profondes pertes de substance, et certaines scrofulides ulcéreuses à évolution lente, qui, peu à peu, usent plutôt qu'elles ne détruisent, et font plus ou moins complètement disparaître les téguments qu'elles ont envahis, il y a bien des degrés divers ; on retrouve autant de formes variées, autant d'allures différentes dans les scrofulides des muqueuses et de la gorge en particulier.

Le degré le plus atténué peut être appelé l'*érosion progressive ;* les *ulcérations* proprement dites affectent elles-mêmes plusieurs formes distinctes ; enfin, analogue au lupus vorax, comparable parfois aussi à certains cas de lupus exuberans, s'observe le type que je désignais plus haut sous le nom de *forme cancroïdale.*

A propos des scrofulides primitives de la gorge je citerai des observations qui se rapportent soit à l'érosion progressive, soit à une variété d'ulcérations qui succèdent à des pustules miliaires ; ces faits combleront une lacune de cette première partie.

Quant aux ulcérations bucco-pharyngées que j'ai observés chez les sujets atteints de lupus facial, leur caractère le plus saillant est d'être remarquablement atoniques et torpides. Larges ou limitées à une petite surface, elles sont peu profondes, de niveau avec la muqueuse qui les entoure ; parfois, cependant, elles semblent déprimées, à cause de la tuméfaction des parties périphériques.

La zone qui les entoure est d'un rouge violacé ou a conservé sa teinte normale ; leur fond jaunâtre, uni, sans saillies bourgeonnantes, semble revêtu d'une couenne coriace à peine humide ; on en a comparé l'apparence à celle du mastic, du tissu adipeux (voy. obs. 1. les petites ulcérations symétriques des arcs palatins et celle du pilier antérieur du côté gauche, et obs. III, l'ulcération de la muqueuse palatine en arrière des incisives.

D'autres ulcérations présentent un fond bourgeonnant, mamelonné ; enfin, on trouve des caractères tout différents lorsque l'ulcère succède à des lésions osseuses accompagnées de suppuration ; ce type s'observe exclusivement à la voûte palatine où l'on voit un bourrelet périphérique formé de bourgeons livides et un fond inégal, constitué en partie par la surface osseuse cariée.

6° *Perforations*. — Que l'on suppose cette portion de la voûte détruite, et l'on aura une des formes des perforations auxquelles peuvent donner lieu les scrofulides graves de la bouche ; la perte de substance n'a pas tout à fait la même apparence quand elle intéresse le voile du palais.

Ces notions se compléteront par l'examen plus spécial que je ferai des lésions du voile et de la voûte palatine dans les scrofulides primitives de la gorge.

7° *Forme cancroïdale*. — Tout se réunit ici pour donner aux productions exubérantes du lupus un caractère de malignité. Les ulcérations ont un fond plus ferme et plus lardacé, leurs bords se déjettent en dehors ; les végétations se multiplient avec rapidité et constituent parfois de véritables champignons analogues à ceux de l'épithéliôme. Du reste, une description plus précise ne ferait que répéter les termes de deux observations que je cite plus loin (voy. obs. IV et V).

Nature des lésions en rapport avec leur siége.

J'ai dit plus haut que chacune des portions de la muqueuse qui revêt les parois de la bouche et de la gorge pouvait être le siége de lésions diverses chez les malades affectés de lupus. J'ai dit aussi que, sur ces divers points, les manifestations scrofuleuses tendaient à revêtir plus particulièrement certaines formes. Nous allons les étudier successivement aux lèvres, aux joues, à la langue, aux gencives, à la voûte et au voile du palais, aux piliers et au fond du pharynx.

Lèvres.—La muqueuse des lèvres est très-fréquemment envahie par l'extension du lupus développé d'abord sur la face cutanée de ces replis.

C'est le seul point où l'on ait constaté la propagation des scrofulides érythémateuses.

Chez un malade atteint de lupus érythémato-tuberculeux de la face, la lèvre supérieure était notablement épaissie ; la muqueuse, au point où venait s'y prolonger la lésion cutanée, présentait une surface tomenteuse, un peu boursouflée, comme laiteuse, avec de toutes petites saillies ponctuées d'un rouge vif (30 avril, service de M. Lailler).

J'ai observé des lésions analogues chez un homme qui a été plusieurs mois au n₀ 40 de la salle Saint-Léon (service de M. Besnier).

A la lèvre inférieure, en continuité avec des groupes érythémato-papuleux qui occupent le voisinage de la commissure gauche et à quelque distance de la commissure droite, se voient deux surfaces érosives, à contour assez nettement marqué par une légère élevure périphérique et une très-faible dépression correspondante du côté de l'érosion. La coloration de la muqueuse est, à ce niveau, un peu plus foncée que sur les parties voisines ; elle est luisante, et remarquable par la présence d'un pointillé pâle que circonscrivent les mailles d'un réseau vasculaire très-fin.

On observe aussi sur les lèvres ces élevures discoïdes à surface opaline qui ressemblent aux plaques muqueuses ;

elles sont fréquemment le siége de tuméfaction, avec coloration livide: souvent leur muqueuse tuméfiée est mamelonnée et présente soit une teinte laiteuse, soit un aspect congestif avec un état granuleux très-prononcé.

Gencives.— Ici la lésion presque constante est un état granuleux plus ou moins fongueux. Le musée de St-Louis renferme un moulage qui peut servir de type (pièce n° 228).

Chez d'autres malades, il y a de véritables ulcérations festonnées, autour de la sertissure des dents, qui se trouvent déchaussées et tombent parfois.

Ces lésions, déjà mentionnées par Rayer, par M. Cazenave, sont communes, j'en ai observé quatre exemples (obs. I, III, VI, VII, IX).

Sur la *muqueuse des joues*, on voit assez souvent se propager les altérations qui ont débuté sur la muqueuse labiale; en général on note un certain degré d'épaississement avec de grosses bosselures mamelonnées et une coloration rosée, pâle, un peu bleuâtre, ou une teinte laiteuse, qui rappelle parfois l'aspect des plaques des fumeurs.

A la *voûte palatine*, ce qu'on rencontre le plus fréquemment c'est la tuméfaction avec état granuleux, ou la simple exagération des plis saillants et rigides de la muqueuse qui ressemble alors à celle du palais de certains carnivores.

On peut rencontrer aussi de véritables tubercules plus ou moins proéminents:

Chez un infirmier de Saint-Louis, atteint depuis treize ans de lupus de la face, on voyait sur la partie médiane de la voûte palatine trois éminences semi-ovoïdes à grand diamètre antéro-postérieur, d'une teinte rose violacée pâle, qui ne semblaient pas correspondre à des lésions de l'os sous-jacent (X..., 29 ans. Avril 1874). — *Voyez aussi l'observation V.*

Les ulcérations se rencontrent fréquemment à la voûte palatine, tantôt superficielles, tantôt térébrantes avec perforation de la portion osseuse du palais.

Je ne dirai rien des premières; j'ai déjà cité cet ulcère torpide du n° 19 du pavillon St-Mathieu (obs. III). L'observation VI n'est pas sans quelque analogie.

Les secondes constituent parfois une perte de subtance largement béante qui fait communiquer les fosses nasales avec la cavité buccale au fond d'un antre ulcéreux résultant de la destruction du nez. C'est le cas de cette malheureuse jeune fille du service de M. Vidal qui fait le sujet de l'observation IV.

Dans d'autres cas, moins rares, la perforation est plus petite, ovalaire, à grand diamètre antéro-postérieur; elle est entourée d'un bourrelet de bourgeons charnus pâles ou violacés; elle peut siéger sur tous les points de la voûte.

Le *voile du palais*, très-souvent violacé, livide, quelquefois tuméfié ou mamelonné, présente, chez bien des malades, des granulations dont j'ai déjà signalé les caractères.

Les lésions les plus intéressantes qu'il puisse offrir sont les ulcérations qui revêtent la forme, soit d'une simple entamure superficielle, soit d'une échancrure plus ou moins profonde, soit d'une véritable perforation. Ces altérations sont d'ailleurs peu fréquentes dans les cas de lupus secondaire de la gorge; elles sont au contraire un des accidents habituels des scrofulides primitives graves du voile du palais.

On peut faire semblable remarque à propos des *piliers du voile;* on y rencontre l'érythème livide avec ou sans érosion ou vascularisation; des plaques érosives opalines, de très-petites ulcérations sur un fond lisse ou granuleux; on peut enfin y trouver des pertes de substance plus ou moins considérables.

L'*excavation amygdalienne* ne présente le plus souvent, dans les cas du moins que j'ai pu suivre (car la plupart des observations sont peu explicites à cet égard), aucune altération notable. En général, les amygdales ne sont pas très-volumineuses, ce qui a lieu de surprendre chez des sujets souvent scrofuleux d'une façon manifeste. On sait cependant que les ganglions sont respectés dans un très-grand nombre de cas de lupus; faut-il alors s'étonner de ne pas constater une lésion d'un organe lymphoïde comme sont les tonsilles?

Par les progrès du mal, on peut voir, lorsque le voile est tuméfié et granuleux, l'excavation amygdalienne s'étaler en quelque sorte; le pilier postérieur gonflé et d'aspect mamelonné se porte en dedans et présente de face des portions de l'excavation qui se trouvaient auparavant masquées par le pilier antérieur.

Ce fait me semble avoir une grande importance au point de vue du mode de formation des adhérences qui réunissent les piliers au fond du pharynx et tendent à diminuer l'orifice qui fait communiquer l'arrière-cavité des fosses nasales avec les parties sous-jacentes. Ce n'est pas assez qu'il existe des lésions du pilier postérieur pour que les adhérences se produisent; il faut encore que la muqueuse pharyngienne soit elle-même altérée.

La *muqueuse du fond du pharynx* est en effet souvent malade, et tantôt les lésions y sont limitées, tantôt elles accompagnent des modifications plus ou moins graves de la pituitaire ou de la muqueuse palatine.

On peut rencontrer simplement une rougeur plus ou moins prononcée, toujours violacée, fréquemment sillonnée de fines arborisations vasculaires, de véritables veinosités ; chez d'autres sujets la muqueuse est remarquablement lisse et luisante, elle paraît aride et sèche, on n'y découvre que de rares filaments d'un mucus visqueux, tenace, d'une couleur jaune transparente; d'autres fois encore elle est plus tomenteuse, elle paraît gonflée, très-finement chagrinée, et elle est plus ou moins enduite de mucosités opaques d'un blanc jaunâtre ou verdâtre.

Ce n'est là qu'un premier degré de l'état granuleux si manifeste chez quelques malades ; d'autres présentent même de véritables éminences papulo-tuberculeuses (voy. l'obs. VIII).

Epiglotte. Larynx. — J'ai vu chez le strumeux dont l'observation est rapportée dans les premières pages de ce travail un certain degré de rougeur avec gonflement de la muqueuse épiglottique.

Il est incontestable que les lésions de l'épiglotte et du larynx seraient mieux connues si l'on pratiquait plus habituellement l'examen laryngoscopique.

Le livre de Türck (1) renferme cinq observations de lésions de l'épiglotte ou du larynx chez des sujets affectés de lupus; trois d'entre elles au moins sont incontestables, en voici l'abrégé :

Le premier fait (obs 167; *Atlas* XX, 6) est celui d'une enfant de 15 ans, atteinte depuis quatre ans d'un lupus du membre inférieur, et, depuis un an, d'un lupus du nez. L'épiglotte présente une échancrure cordiforme; la moitié de la face antérieure du repli est ulcérée, les parties voisines sont cicatricielles. L'observation mentionne encore : tuméfaction des glandes de la base de la

(1) Klinik der Krankheiten des Kehlkopfes. Wien, 1866, p. 425.

langue, ulcérations étendues des piliers et de la luette avec destruction partielle de celle-ci. Les portions visibles du larynx sont saines.

2° Chez une autre malade, âgée de 13 ans (obs. 168), atteinte depuis deux ans de lupus de la lèvre supérieure, on constate une ulcération de l'épiglotte avec épaississement de son bord libre, tuméfaction, rougeur, inégalité de la muqueuse. Les cordes vocales présentent les lésions du catarrhe simple.

3° (Obs. 169, *Atl.* XXI, fig. 177.) Enfant de 11 ans, atteinte depuis trois ans d'un lupus de la face. Perte de substance cicatrisée de l'épiglotte; sur la paroi postérieure du larynx, saillies arrondies, excroissances analogues, plus petites, sur la face postérieure de l'épiglotte et sur les cordes vocales tuméfiées.

Le quatrième fait (homme de 45 ans. Lupus des lèvres et du nez; chancre, onze ans avant l'apparition du lupus) est regardé par Türck comme aussi incontestable que les trois précédents; il est des plus intéressants en ce qu'il montre presque toute la voûte et tout le voile du palais, les piliers du côté droit, la face antérieure de la luette couverts de nombreuses saillies, rouges, comparables à des bourgeons charnus; l'épiglotte gonflée et bourgeonnante, creusée d'une large perte de substance; tout le vestibule du larynx encombré de semblables saillies exulcérées qui empêchent de voir les cordes vocales. La voix est très-enrouée, la toux cassée; la déglutition se fait bien; la pression sur le larynx n'est pas douloureuse.

Langue. De toutes les manifestations de lupus sur les muqueuses, les plus rares, sans aucun doute, sont celles qui portent sur la langue. Je n'en connais qu'un exemple (obs. I): la lésion linguale accompagnait des altérations multiples, qui seules m'autorisent à attribuer au lupus les deux éminences tuberculeuses que j'ai constatées à la base de la langue; je n'ai d'autre description à donner que celle de l'observation même.

Peut-être le siége qu'occupait cette production morbide singulière conduirait-il à la regarder comme de nature lymphoïde; la chose est possible, je ferai seulement remarquer que les ganglions n'étaient pas malades et que les amygdales n'étaient en aucune façon augmentées de volume. Ce genre d'altération rappelle à un certain degré les tumeurs lépreuses de la base de la langue; pareil rapprochement a d'ailleurs été fait pour les lésions du larynx par Rokitansky et par Türck (1).

B. Travers (2) avait observé une lésion différente de la langue: c'était une ulcération profonde comme l'indiquent ces expressions: « J'ai vu le lupus s'étendre à travers la langue en une fente béante (by a gaping fissure) dans la direction de la longueur. » Il convient de remarquer que l'auteur anglais écrivait à une époque où le diagnostic du lupus présentait encore moins de certitude qu'aujourd'hui.

DES CICATRICES.

Je viens d'examiner successivement les diverses lésions qu'on observe sur les muqueuses de la bouche et du pharynx chez les sujets atteints de lupus de la face ; j'ai étudié ces lésions dans leur période d'état tant au point de vue de leur forme qu'au point de vue de leur localisation; je resterais incomplet si, avant de rechercher quels troubles fonctionnels les accompagnent, je ne parlais des traces qu'elles laissent subsister, après leur évolution complète, sous forme de cicatrices.

Celles-ci peuvent n'avoir rien de caractéristique, ce sont des surfaces un peu déprimées, pâles, d'un blanc opalin, nacré ou jaunâtre, autour desquelles les parties restées saines paraissent plus ou moins tiraillées.

(1) Loc. cit., p. 429 : « Die bisherigen laryngoscopischen Befunde lieferten bei Lepra ein æhnliches Ergebniss wie bei lupus.
(2) Med. chir. transactions, t. XV, p. 254.

Deux formes de cicatrices ont une importance considérable parce qu'on les a tour à tour considérées comme appartenant en propre soit à la scrofule, soit à la syphilis ; ce sont les cicatrices radiées du fond du pharynx et les brides rétractiles qui déterminent les adhérences des piliers postérieurs et du voile au fond du pharynx. Les unes et les autres se rencontrent dans le lupus, et on les observe à la suite d'angines ulcéreuses incontestablement scrofuleuses. Je rechercherai en discutant le diagnostic si elles ne se montrent pas dans la syphilis.

Cicatrices radiées du fond du pharynx. — Les faits ne manquent pas, et, dans tous, la lésion est décrite de même. La muqueuse pharyngienne présente, sur un fond d'un rouge sombre ou violacé, souvent granuleux et vascularisé, une surface irrégulière, mal délimitée dans sa forme, pâle, tantôt blanchâtre, tantôt nacrée et brillante, légèrement déprimée, lisse ou sillonnée de brides saillantes. De ce centre se détachent en rayons des traînées nacrées qui se perdent au milieu des parties saines. (Voy. obs. IX. — Les observations VII et IX de la thèse de M. Fougère ont trait à des lésions semblables).

Adhérence des piliers au fond du pharynx. — Je n'ai pas observé de brides cicatritielles, d'adhérences définitives unissant les piliers postérieurs ou le voile au fond du pharynx ; mais j'ai constaté la fusion d'un des piliers postérieurs tuméfié et granuleux avec la portion contiguë de la muqueuse pharyngée (obs. I), et ce fait m'autorise à admettre la possibilité de cicatrices rétractiles semblables à celles qui sont fréquentes à la suite des scrofulides graves primitives de la gorge. (Voy. obs. IV.)

Symptômes fonctionnels.

L'*indolence* est un caractère à peu près constant des affections scrofuleuses de la peau ; elle se retrouve dans les lésions des muqueuses. Lorsque l'organe intéressé n'est pas profondément mutilé et entravé dans ses fonctions, à l'absence de douleurs peut se joindre l'absence complète de tout désordre capable d'attirer l'attention du malade ou du médecin sur une lésion absolument silencieuse. Des trois malades qui présentaient des cicatrices radiées du fond du pharynx, aucun n'avait connaissance d'une pareille lésion avant que le médecin en fît en quelque sorte la découverte ; deux d'entre eux ne se souvenaient de rien qui eût, à une époque antérieure, marqué l'évolution du mal ; un troisième (obs. VIII, thèse Fougère) avait ressenti quelques douleurs dans l'arrière-bouche, accompagnées de troubles de la déglutition ; enfin, chez un malade observé par M. Fougère (obs. V de sa thèse), tout le voile du palais et une grande partie de la voûte palatine s'étaient détruits presque sans aucune souffrance.

Le siége des lésions fait peu varier ce caractère général d'indolence ; dans quelques cas d'ulcérations profondes des gencives, cependant, les malades éprouvaient, pendant la mastication, des douleurs assez vives, rendues plus pénibles par le sentiment d'ébranlement des dents.

Peu douloureuses spontanément, les lésions dont je m'occupe présentent, en général, très-peu de sensibilité au contact. Le voile du palais est, chez quelques malades, incontestablement moins excitable qu'à l'état normal ;

Homolle.   3

il y a une sorte d'*anesthésie*. Pohl (1) signale ce peu de sensibilité de la muqueuse palatine altérée, granuleuse, dans un cas de lupus du nez. J'ai, à ce propos, recherché le degré de sensibilité des surfaces lupeuses sur la peau. J'ai étudié deux malades, et, je dois le dire, les résultats ont été peu démonstratifs. Chez un malade intelligent, atteint de lupus érythémateux de la face, je n'ai pu constater de différence notable et constante entre la sensibilité (appréciée par le degré d'écartement des pointes du compas) du centre ou de la périphérie des plaques et celle de la peau des parties saines symétriques.

Les résultats n'étaient guère plus certains pour une scrofulide tuberculeuse de l'oreille droite.

Enfin, M. Rendu, qui a particulièrement étudié les troubles de la sensibilité cutanée dans les affections de la peau, n'a pu constater aucun résultat bien net dans les expériences qu'il a faites chez les sujets atteints de lupus.

La *déglutition* peut s'effectuer presque sans aucun trouble, alors même qu'il existe des lésions assez graves.

La *voix* est parfois à peine modifiée dans son timbre.

On comprend qu'avec cette absence presque complète de symptômes fonctionnels on ait souvent omis l'examen du pharynx dans les cas de lupus facial.

Toutefois la symptomatologie n'est pas toujours aussi muette, mais les désordres fonctionnels ne diffèrent pas en général de ceux qui accompagnent les scrofulides primitives graves de la gorge ; pour éviter les redites, je ne m'y arrêterai pas ici.

(1) Loc. cit., p. 192.

II

DES SCROFULIDES GRAVES PRIMITIVES DE LA GORGE

Le lupus secondaire ou propagé se montre sur un certain nombre de points où les scrofulides graves primitives n'ont pas été observées, à ma connaissance.

Virchow (1) rapporte un cas de cicatrices de la langue avec ulcérations laryngées, qui constituait peut-être un exemple de lupus lingual primitif.

Fairlie Clarke (2) cite deux cas de tumeurs strumeuses de la langue, mais on ne saurait y voir des exemples de lupus.

Le lupus primitif du larynx est encore à démontrer d'une manière positive.

Quant aux scrofulides ulcéreuses de la gorge indépendantes du lupus facial, elles méritent une étude particulière ; malgré les travaux intéressants auxquels elles ont donné lieu, leur histoire présente encore de grandes obscurités.

Parmi les observations publiées, quelques-unes ont été, à la Société médicale des hôpitaux, l'objet de contestations sérieuses. En éliminant les cas douteux, il reste assez de faits authentiques pour permettre d'essayer de tracer à nouveau, après les mémoires de MM. Isambert, C. Paul, Desnos, et après les discussions qu'ils ont provoquées, les caractères des scrofulides graves primitives de la gorge. Les matériaux d'étude ne sont plus ici, comme pour la première partie de ce tra-

(1) Traité des tumeurs. Traduction Arronsohn, t. II, p. 483.
(2) Diseases of the tongue, p. 213.

vail, des cas bien clairs, où l'association d'une lésion de diagnostic relativement simple permettait une interprétation rigoureuse. On ne peut citer une seule observation qui s'impose et puisse servir de type ; parmi les faits publiés, on est obligé d'éliminer ceux dans lesquels l'insuffisance des descriptions ne permet pas la discussion et les cas trop complexes où la syphilis par exemple semble mêler son influence à celle de la scrofule ; quant aux faits inédits, il faut les entourer de tous les détails qu'exige une critique sévère.

Les observations se partagent naturellement en deux groupes ; les unes montrent les lésions en pleine évolution, quelques-unes même permettent d'assister au développement du mal et d'en constater la marche et la terminaison ; les autres se rapportent à des cicatrices de lésions dont l'évolution n'a pas été suivie ; elles autorisent à peine un diagnostic rétrospectif.

L'observation présentée par M. Tardieu à la Société anatomique, les faits de Coulson et de Czermak, deux des cas de Bryk (obs. XIV et XV dans la thèse de M. Fougère) ; les observations I, II et III du mémoire lu en 1871 par M. Isambert à la Société des hôpitaux, etc., sont des exemples de ces cicatrices qu'on aurait tort de regarder comme absolument caractéristiques.

Parmi les documents les plus précieux relatifs aux lésions à la péricde d'état, je citerai deux des observations de Hamilton ; les deux faits rapportés dans le traité de la scrofule de M. Bazin, deux observations de M. C. Paul (obs. IV et VI de la thèse de M. Fougère), une de M. Bergeron (obs. VIII, id.), deux autres de M. Lailler (obs. X et XI, id.) ; celles qu'ont fournies à la

Société des hôpitaux M. Hérard (1865), M. Bucquoy (1872) ; un fait très-intéressant de M. Desnos (Soc. méd. des hôpitaux, 1872, p. 64) ; les cas de lupus cités par M. Libermann (même recueil).

Quelques cas complexes ou plus douteux (obs. IV, V, VI et VII du mémoire de M. Isambert, 1871, et II du mémoire de 1872, obs. de M. Dumontpallier, etc.) ne peuvent au même titre que les précédents servir à l'étude de la symptomatologie des scrofulides primitives graves de la gorge.

Je joindrai aux faits que je viens de mentionner, ceux que j'ai observés l'année dernière ; ils sont au nombre de six (un dans le service de M. Besnier, trois dans les salles de M. Lailler, un à Sainte-Eugénie, un à la Charité) ; deux autres sont beaucoup plus discutables (obs. XV et XVI) ; je les citerai à propos du diagnostic, ainsi que deux observations qui, dans les cartons de M. Lailler, sont classées parmi les problèmes (obs. XX et XXII).

L'ordre que j'ai suivi dans la première partie, convient encore ici, mais les descriptions déjà données me permettront d'être beaucoup plus bref sur quelques points.

I. — Caractères objectifs.

Les *lésions élémentaires* sont les mêmes que dans le lupus propagé ou secondaire de la gorge.

C'est d'abord l'*érythème*, lisse et livide, avec arborisations fines et veinosités, comparables à celles qu'on voit sur certains lupus hypertrophiques aux lèvres ou aux joues, ou accompagné d'épaississement, de gonflement diffus, d'infiltration œdémateuse de la muqueuse.

Le *tubercule inflammatoire* reproduit sur les muqueuses la lésion caractéristique des scrofulides tuberculeuses de la peau.

Chez un des malades dont je cite l'observation (obs. XII), il y avait rougeur et vascularisation modérée du fond du pharynx avec des éminences tuberculeuses peu saillantes.

M. Isambert mentionne, chez l'un des malades qu'il a observés (obs. IV ; fait complexe et qui donna lieu à des interprétations différentes), des tubercules abondants de la paroi postérieure du pharynx ; il décrit en outre sous le nom de pustule un bouton acuminé, gros comme un grain de maïs, assez semblable à la pointe d'un furoncle à maturité, sauf la zone inflammatoire qui était presque nulle et se perdait sous les produits pultacés caséeux qui revêtaient la muqueuse; il ne sortit presque rien lorsqu'on ouvrit avec le bistouri ce gros bouton furonculeux.

Les *granulations* se rencontrent dans la plupart des cas de scrofulides du pharynx, sous forme d'un bourgeonnement de la muqueuse qui prend un aspect granuleux mamelonné ; mais cet état ne mérite pas le nom de lésion élémentaire, dans le sens précis que la dermatologie attache à ce terme.

L'*élément pustuleux* a une importance considérable dans la production des pertes de substance plus ou moins étendues qu'entraînent les scrofulides de la gorge ; les caractères objectifs des pustules, leur évolution, leur rôle dans la formation des perforations rapides, se trouvent indiqués dans mon observation X.

Les choses se sont passées de même chez une malade de M. Lailler (obs. X de la thèse de M. Fougère); l'apparition, dans ce cas, de petites pustules à la périphérie d'une ulcération qui avait elle-même succédé à une pustule, établit une analogie des plus frappantes entre les scrofulides de la gorge et les ulcérations tuberculeuses

des mêmes régions ; je reviendrai sur ce point lorsqu'à
propos du diagnostic, je comparerai les faits qui m'occupent aux descriptions que M. Julliard a données dans
sa thèse.

Jamais peut-être on n'observe isolée l'une des lésions
élémentaires que je viens de signaler. Elles s'associent
de manière à constituer des types analogues à ceux que
j'ai décrits dans les scrofulides bucco-pharyngiennes qui
accompagnent le lupus cutané de la face.

DIVISIONS.

L'étude des observations dont j'ai indiqué les sources
conduit à distinguer *deux formes* d'angines scrofuleuses,
graves ; on peut les désigner sous les noms de *lupus primitif* et *scrofulides ulcéreuses primitives de la gorge.*

Leur nom indique déjà les différences qui les séparent
l'une de l'autre ; le lupus altère et mine en quelque sorte
les parties qu'il va détruire, puis il les ronge ou semble
même quelquefois les atrophier seulement ; la scrofulide
ulcéreuse entame, échancre, perfore, frappe en un mot
à plus grands coups ; son action n'est pas plus sûre
(car le lupus peut produire, en un temps très-court, des
mutilations étendues), mais elle est plus évidente, moins
insidieuse. Au lupus appartient l'érosion progressive
dans laquelle la destruction se produit sans presque qu'il
soit possible de reconnaître de véritables ulcérations ;
aux scrofulides ulcéreuses se rattachent les grandes mutilations, mais l'un comme l'autre entraîne après soi des
difformités auxquelles la chirurgie et la prothèse ont
souvent peine à remédier.

Si, aux deux formes que je viens d'indiquer et que je

vais décrire, on joint les *angines scrofuleuses superficielles*, on groupe sous trois chefs distincts les diverses lésions de la gorge de nature strumeuse. Il convient sans doute de rattacher les *granulations disséminées* à la tuberculose plutôt qu'à la scrofule.

A. LUPUS PRIMITIF DE LA GORGE.

Il est probable, plutôt que bien démontré par les observations, que le lupus peut présenter à la gorge des formes multiples comparables à celle qu'il revêt sur les téguments.

Je n'ai observé aucun exemple de la forme qu'on pourrait appeler *lupus à tubercule solitaire;* l'indolence de l'affection fait peut-être passer inaperçue une lésion qui existe parfois dans le cas de lupus secondaire et qu'on découvre alors presque accidentellement. Ce n'est d'ailleurs là sans doute qu'une période de début à laquelle succède bientôt le *lupus à tubercules conglomérés.* Ce second type est celui qu'on rencontre le plus souvent; c'est l'analogue des cas si fréquents à la face dans lesquels le groupement des boutons constitue des surfaces mamelonnées où les éléments tuberculeux se distinguent à peine les uns des autres.

Cet état s'accompagne quelquefois d'une augmentation de volume des parties telle que l'affection mérite alors le nom de *lupus hypertrophique* (voy. l'obs. de M. Landrieux).

La seconde forme, que je désignerai plus spécialement sous le nom de lupus de la gorge, est décrite dans cinq observations, trois des malades que j'ai vus se rapportaient à ce type (obs. II, X et XI); deux cas communiqués à la

Société des hôpitaux, par M. Desnos (1865, p. 80; 1872, p. 64) en sont d'intéressants exemples.

On doit probablement (la description publiée ne permet pas d'être plus affirmatif) rapprocher du même groupe un fait de M. Isambert (Soc. méd. des hôpitaux, 1872, p. 234) et l'observation IV de la thèse de M. Fougère ; les détails manquent plus encore à propos d'une malade de M. Dumontpallier.

Le début du mal et les premières phases de la lésion passent le plus souvent inaperçues du médecin qui n'est appelé que bien tard à constater une affection dont l'indolence laisse pleine sécurité au malade. En général, dès le premier examen, on est étonné de constater des altérations déjà fort avancées. Chez une malade du service de M. Besnier, par exemple, la luette est détruite et les piliers, surtout le postérieur du côté gauche, sont gravement altérés. Chez une autre, que j'ai vue dans les salles de M. Lailler, la luette a disparu ; le mal s'étend à tout le bord libre du voile et aux piliers à droite et à gauche ; voici cette observation qui peut être regardée comme un type de scrofulide pharyngée.

Obs. II.—Angine ulcéreuse de nature probablement scrofuleuse (lupus primitif de la gorge.—Guérison.

Thuill..., M., entrée le 20 avril 1874, Sainte-Foy, 19 (service de M. Lailler). Sortie, guérie le 8 juin.

Cette malade est une jeune femme de constitution moyenne, un peu maigre, mais habituellement bien portante. Sa mère est morte à 52 ans d'une affection du cœur. Elle-même ne présente dans ses antécédents rien qui puisse se rattacher à la syphilis. Elle est mariée et elle a deux enfants bien portants, l'un de deux ans, l'autre de sept mois.

Elle ne se rappelle pas avoir eu d'autre maladie qu'une fièvre typhoïde, il y a deux ans.

Elle ne présente rien du facies strumeux, n'a eu dans son enfance aucun des accidents de la scrofule.

Il y a neuf mois, au septième mois de sa grossesse, par conséquent, elle fut prise, après avoir toussé pendant quelque temps,
d'un mal de gorge assez modéré, sans grande douleur, si ce n'est
lorsqu'elle buvait du vin pur. Elle fit usage à cet époque d'huile
de foie de morue et de sirop d'iodure de fer ; la gorge fut touchée
avec la teinture d'iode pure. En même temps, elle eut une ophthalmie qui a laissé comme vestige une opacité centrale incomplète
de la cornée gauche.

La gorge ne guérissant pas, la malade entre à l'hôpital.

Lorsqu'on examine l'arrière-bouche on est frappé par l'absence
de la luette ; tout le contour de l'isthme (bord libre du voile et
des piliers), a subi une érosion progressive qui lui a donné un aspect inégal, comme crénelé, qui tient à la présence de petites saillies mousses séparées par des dépressions peu profondes. Lorsqu'on porte le doigt derrière ce bord peu épais, on sent que la face
supérieure du voile présente des fongosités. Les piliers du côté
droit sont un peu épaissis et comme mamelonnés ; à gauche, ils
se distinguent mal l'un de l'autre et le pilier postérieur est appli-
qué contre le fond du pharynx avec lequel il se confond. La muqueuse pharyngienne elle-même présente des granulations peu
saillantes, légèrement fongueuses, qui saignent facilement, elle
est manifestement exulcérée à la partie inférieure.

Toutes les surfaces malades présentent une teinte rouge sombre
peu foncée.

La voix est nasonnée ; mais la malade prétend qu'elle avait déjà
ce caractère avant l'angine. La déglutition se fait bien ; le vin
provoque néanmoins toujours quelques douleurs. La lésion cause
d'ailleurs actuellement peu de souffrance et la malade supporte
très-bien un examen prolongé.

Il n'y a pas d'engorgement ganglionnaire, ni aucun signe de
lésion broncho-pulmonaire.

L'examen de la surface du corps ne fait découvrir aucune lésion
cutanée, si ce n'est quelques boutons d'acné.

L'absence d'antécédents ne suffirait pas pour faire rejeter l'idée
d'une affection syphilitique ; mais les caractères de l'angine sont
bien loin de ceux qu'on rencontre dans les syphilides ulcéreuses
ou les gommes ulcérées du palais. La délimitation des lésions au
contour de l'isthme qui est intéressé dans toute son étendue ; le

caractère érosif plutôt que franchement ulcéreux de l'affection ; la présence de granulations nombreuses sont peu favorables à l'hypothèse de la vérole; au contraire, l'opacité cornéenne a une valeur sérieuse comme signe de scrofule.

Traitement : 2 cuillerées de sirop d'iodure de fer ioduré.

Badigeonnages de teinture d'iode sur la gorge.

Dès le 11 mai, il y a une amélioration évidente qui fait des progrès jusqu'en juin; le 8 de ce mois, la malade sort, sur sa demande, en bonne voie de guérison.

Les descriptions que je donne dans mes trois observations (celle qui précède et les observations X et XI) me dispensent de m'étendre longuement sur le tableau d'ensemble de la forme que j'étudie.

La lésion siége sur le voile du palais ou sur les piliers; mais, quel qu'ait été le point de départ, le voile et les piliers sont rapidement compromis à la fois, et la muqueuse du fond du pharynx participe bientôt à l'altération des parties voisines. La forme et l'apparence extérieure de l'isthme peuvent être d'ailleurs très-différemment modifiées. Dans l'observation II, l'affection a procédé à peu près symétriquement à droite et à gauche. Chez la petite L. H... (obs. XI), les deux moitiés du voile sont inégalement intéressées; une moitié presque entière reste intacte dans l'observation X.

La coloration des surfaces malades est presque toujours altérée ; au lieu de la teinte rosée ou saumonée de l'état normal, le voile est plus ou moins vineux, violacé ; les piliers ont des tons analogues; le fond du pharynx est en général assez rouge.

Les surfaces affectées ne restent pas égales et lisses, mais, dans une étendue variable, se couvrent de petites éminences, tantôt sous forme de gonflement un peu inégal, tantôt constituant de simples élevures peu saillantes; ou, enfin, l'apparence mamelonnée devenant plus distincte, il semble qu'on reconnaisse d'une façon plus évidente des éléments tuberculeux cohérents. Au fond du pharynx, on trouve le même état mamelonné ou de véritables granulations. Dans les points qui sont en voie de destruction (je n'ose dire les ulcères, car, je le répète encore, l'érosion se fait un peu partout et n'est très-visible nulle part), la perte de substance se fait suivant une direction régulière, progressivement, parallèlement au bord libre du voile, par exemple, ainsi que procède un lupus qui échancre peu à peu l'une des narines.

Les parties qui se détruisent conservent longtemps quelque chose des formes normales. Les limites du mal sont marquées, du côté du bord libre, par une ligne un peu ondulée ou présentant une série de petites échancrures peu profondes et de petits reliefs qui répondent aux mamelons, aux granulations dont la surface malade est garnie. Latéralement, d'un seul ou des deux côtés, les lésions de la muqueuse du voile se propagent aux piliers. On voit alors ceux-ci, tantôt l'un et l'autre, tantôt un seul (et le pilier postérieur a le privilége d'être alors presque toujours affecté), tuméfiés, mamelonnés, d'un rouge vineux ou présentant, à un certain degré, les reflets jaunâtres et l'aspect demi-transparent du lupus cutané.

En même temps qu'ils sont changés dans leurs caractères extérieurs, les piliers tendent à altérer les rapports qu'ils affectent avec les parties voisines, ce qui a une importance considérable au point de vue des déformations consécutives. Voici, en effet, ce qu'on observe assez souvent : l'amygdale est petite en général ; le pilier postérieur, épais, mamelonné, s'accole au fond du pharynx et peu à peu se fusionne avec lui, d'abord à sa base, puis vers la partie supérieure. Il attire à lui et vers le fond du pharynx la portion du voile à laquelle il s'insère; de plus en plus son bord libre se confond avec la muqueuse pharyngée qui, elle-même, est mamelonnée, tuméfiée. Le pilier, en se portant en dedans et en arrière, a étalé en quelque sorte l'excavation amygdalienne dont le fond vient se montrer de face (1); le pilier antérieur est de moins en moins distinct et saillant.

Le bord libre exulcéré du voile adhère au fond du pharynx par ses extrémités et tend à s'y accoler progressivement par un fusionnement des surfaces bourgeonnantes; le voile forme alors un rideau transversalement tendu d'avant en arrière; il ne reste entre lui et la paroi postérieure qu'un orifice dont le diamètre peut ne pas dépasser celui d'une plume d'oie ou s'effacer même complètement; les fosses nasales n'ont plus alors de communication avec la gorge. C'est ainsi que je m'explique la formation des adhérences entre le voile et la muqueuse pharyngée. Je n'accepte donc pas la pathogénie admise par Paul, de Breslau, et depuis par M. Isambert. Après avoir fait remarquer combien d'obstacles s'opposent à la fusion des muqueuses palatine et pharyngienne (mobilité incessante du voile sous l'influence du jeu de ses muscles propres, de la déglutition, de la respiration; écoulement incessant du mucus nasal, etc.), Paul suppose que les fragments du voile séparés par une perforation, pendants, paralysés, peuvent accidentellement se porter en arrière durant l'inspira-

(1) Le pilier adhérent n'est pas toujours ainsi porté en dedans; il peut être au contraire caché derrière le pilier antérieur; l'excavation, au lieu de s'étaler, peut être complètement masquée.

tion. Alors un contact très-court suffirait, suivant le même auteur, pour produire un commencement d'adhérence qui deviendrait bientôt persistante. On conçoit difficilement cette greffe rapide, soudaine même, tandis que l'adhésion de proche en proche de surfaces bourgeonnantes est un fait qui s'observe journellement sur toute autre partie du corps.

Le lupus de la gorge, lorsqu'il occupe un autre point que le bord libre du voile, peut avoir un aspect un peu différent et déterminer la production d'échancrures ou même de perforations remarquables par l'état mamelonné granuleux de leurs bords; la muqueuse présente, à ce niveau, la rougeur avec exulcération superficielle et enduit purulent inégal que j'ai déjà indiqué.

On voit parfois, en même temps que l'érosion progresse, des perforations et des incisures plus ou moins profondes se produire par l'apparition et les progrès de petites pustules qui se creusent et se multiplient au milieu ou au voisinage des surfaces bourgeonnantes.

Pendant que le voile du palais se détruit graduellement, les parties voisines restent rarement tout à fait saines. Du côté de la voûte palatine à la vérité, le mal s'arrête assez brusquement en général, mais la muqueuse du fond du pharynx est rouge granuleuse. L'épiglotte est souvent intéressée; elle ne formait plus qu'un moignon bourgeonnant chez le malade de M. Desnos (*Soc. méd. des hôpitaux*, 1872, p. 64).

La lésion palatine, caractérisée, comme je l'ai dit, à sa période d'état, suit une marche progressive, dont on ne peut indiquer la durée d'une manière générale; le mal datait de neuf mois dans l'observation II; chez la petite

H. L... (obs. XI), les progrès continuaient, malgré le traitement, dix mois après le début probable.

Après la phase d'extension, spontanément ou sous l'influence du traitement, les lésions cessent de s'accroître et les parties malades commencent à subir un retrait cicatriciel ; cette marche vers la guérison est souvent interrompue par des poussées nouvelles qui sont tout à fait l'analogue des rechutes que l'on voit si souvent interrompre la cure du lupus cutané ; il se produit alors soit une éruption de pustules miliaires qui deviennent le point de depart d'autant de petites ulcérations, ou bien la muqueuse qui avait pâli et se montrait plus égale rougit et se tuméfie de nouveau.

Lorsque enfin l'affection tend vers la guérison, l'aspect des parties malades se modifie peu à peu, la tuméfaction diffuse diminue et les saillies mamelonnées s'affaissent ; la rougeur luisante et les exulcérations font place à une coloration rosée égale, un peu mate ; les traînées muco-purulentes qui formaient çà et là un enduit grisâtre disparaissent. Là cependant ne s'arrête pas la période qu'on pourrait appeler régressive, et, sur les muqueuses comme à la peau, le lupus laisse des cicatrices persistantes ; le bord libre du voile ou des piliers s'amincit, semble s'atrophier et tend à prendre un aspect lisse et nacré.

Les adhérences cicatricielles du voile, au fond du pharynx, constituent des lésions définitives dont les chirurgiens surtout se sont occupés. On a voulu à tort en faire le stigmate caractéristique soit de la syphilis, soit de la scrofule exclusivement ; ce que l'on peut dire avec plus de vérité, c'est qu'elles appartiennent aux scrofulides ou aux syphilides tuberculeuses (lupus) plutôt qu'aux scrofulides ou syphilides ulcéreuses proprement dites, lesquelles laissent plus particulièrement à leur suite des brides saillantes, des cicatrices rayonnées.

Ces adhérences sont signalées déjà par Hamilton; il mentionne une forme d'angine scrofuleuse grave commençant par des tubercules durs qui s'ulcèrent ensuite, et il rattache cette forme au lupus exedens. Il ajoute : « Il n'est pas rare, dans ce dernier cas, lorsque l'ulcération a intéressé les piliers du voile du palais et les parties latérales du pharynx, de voir des adhérences s'établir entre le voile et le fond de la gorge de manière à boucher toute communication avec la partie postérieure des fosses nasales. » On a publié, depuis le remarquable mémoire du médecin irlandais, un grand nombre d'observations (1) qui indiquent avec plus ou moins de détails les caractères de ces adhérences. Je n'ai eu qu'une occasion d'observer moi-même ces difformités tardives de la scrofule pharyngée (voy. obs. IV).

B. SCROFULIDES ULCÉREUSES PRIMITIVES DE LA GORGE.

Dans le second groupe de scrofulides graves de la gorge, l'ulcération est le fait primordial. Les pertes de substance plus ou moins étendues ont des limites bien indiquées; elles s'observent à la voûte palatine, au voile du palais, au fond du pharynx, et elles empruntent au siége qu'elles occupent des caractères si tranchés, elles entraînent des conséquences si différentes suivant leur

(1) *Voyez* les observations de MM. Tardieu, Coulson, Czermak, Bryk, H. Paul, Isambert (obs. I, II, III, du mémoire de 1871, et obs. I du mémoire de 1872; Société médicale des hôpitaux) etc.— Quelques-uns de ces faits ne peuvent être regardés comme des exemples incontestables de cicatrices scrofuleuses et se rapportent probablement à des lésions syphilitiques.

localisation, qu'il est nécessaire d'étudier séparément les ulcérations de la voûte et du voile du palais, et celles du fond du pharynx.

J'ai vu à la Charité un malade que j'ai cru, avec M. Brouardel, qui remplaçait alors M. le professeur Bouillaud, devoir considérer comme affecté d'une *scrofulide ulcéreuse du voile du palais* (voy. obs. XII).

Au même type se rattachent le cas rapporté dans le mémoire de M. Hérard sur le diagnostic différentiel de la scrofule et de la syphilis, deux observations de M. Lailler consignées dans la thèse de M. Fougère sous les numéros X et XI, le fait de M. C. Paul (obs. VI, même thèse); les exemples cités par M. Bazin dans son traité de la scrofule semblent se rapporter à la même série, ainsi qu'un des faits de M. Liberman (1). Je rapprocherai des cas précédents, mais avec quelque réserve, une observation de M. Bucquoy (2), une de M. C. Paul (obs. IV, th. Fougère), une autre de M. Lailler (*Soc. méd. des hôpitaux*, 1865, p. 76), et enfin une de celles que cite Hamilton.

Les *ulcérations du fond du pharynx* peuvent exister seules (obs. de M. Bergeron, VIII, th. Fougère), ou associées aux précédentes (obs. Hamilton, obs. de M. Libermann, de M. Lailler, de M. Bazin).

1° *Ulcérations scrofuleuses du voile du palais.* — On observe au palais divers types de mutilation comparables à ceux que M. Fournier signalait récemment comme conséquence des syphilides ulcéreuses du voile. Je décrirai trois formes distinctes : l'*échancrure marginale*, l'*ulcère*

(1) Société médicale des hôpitaux; 1872; p. 67.
(2) Société médicale des hôpitaux ; 1872, p. 72.

perforant et la *division* en rideaux (se sont les expressions mêmes de M. Fournier).

Echancrure marginale. — La lésion occupe le bord libre, soit de l'un des piliers, soit du voile du palais; la courbe normale que dessinent ces parties est brusquement interrompue par l'intersection d'une courbe de rayon différent ou par une incisure plus ou moins profonde et plus ou moins régulière. La muqueuse est peu altérée en général sur tout le contour de l'échancrure, le bord même est nettement coupé ou bien aminci progressivement; il est recouvert d'un enduit pulpeux grisâtre. A quelque distance existe assez souvent une zone inflammatoire.

L'ulcère perforant occupe fréquemment la ligne médiane; il peut alors affecter le voile ou la voûte; dans quelques cas rares il siége au-dessus de l'un des piliers. La perte de substance est circulaire, ovale ou même très-allongée dans le sens antéro-postérieur; cette dernière disposition s'observe surtout au voile ou à la voûte, sur la ligne médiane. Tout autour de l'ulcération, la muqueuse est en général peu modifiée; parfois elle forme une marge saillante qui est plus ou moins nettement entaillée ou semble même coupée à l'emporte-pièce; dans d'autres cas, les bords sont amincis, et se continuent avec le fond de la perte de substance qui est rosée mais peu granuleuse.

Tant que l'ulcération est en voie d'évolution, elle se couvre d'un enduit muco-purulent grisâtre plus ou moins abondant; plus tard, au moment de la guérison, des bourgeons rosés s'élèvent du fond de l'ulcère et le comblent.

Les lésions de voisinage sont en général de peu d'im=

portance. La rougeur périphérique est franche, sans lividité ; elle est quelquefois presque inflammatoire bien qu'on ne trouve jamais les tons vifs et l'aspect luisant des angines phlegmoneuses. La surface de la muqueuse, est égale ou présente seulement quelques petites saillies glanduleuses sans importance. Il est plus rare d'observer, au pourtour de l'ulcération, des pustules miliaires semblables à celles qui, dans quelques faits, ont été le point de départ manifeste de la perte de substance (obs. de M. Lailler, X de la th. de M. Fougère).

Les os de la voûte sont eux-mêmes détruits partiellement chez quelques sujets, et tantôt la lésion semble avoir débuté par eux, tantôt ils paraissent n'avoir été envahis que secondairement.

La perforation n'occupe bien souvent que le centre de l'ulcère et reste très-petite par rapport aux dimensions de celui-ci ; dans d'autres cas, la perte de substance forme une sorte de canal creusé à travers toute l'épaisseur des parties molles et du squelette osseux, comme si une portion de la voûte avait été détachée à l'emporte-pièce.

On observe un type très-intéressant de ces lésions destructives chez de jeunes sujets qui présentent l'ensemble ou du moins quelques-uns des caractères qui décèlent, suivant Hutchinson, la syphilis héréditaire à évolution tardive ; j'y reviendrai plus loin.

Division en rideaux. — Quand une perforation s'est produite au voisinage du bord libre du voile ou d'un pilier, et que, par ses progrès, elle s'étend jusqu'à ce bord même et en interrompt la continuité ; ou bien lorsqu'une incisure profonde du bord libre va se continuer avec une perforation, le voile se trouve partagé en deux lambeaux flottants qui tendent à s'écarter l'un de l'autre à la ma-

nière de deux rideaux. C'est ce qui semble s'être produit
chez une malade de M. Lailler (obs. XI, th. Fougère).

Une grande partie de la base de la luette du côté gauche (environ un tiers) au niveau de son point d'insertion sur la voûte palatine, est détruite; de plus, il y a destruction complète du pilier
antérieur et du pilier postérieur de ce même côté gauche, de sorte
que le voile du palais est là complètement flottant.

Des cicatrices. — Lorsque la cicatrisation s'opère, elle
entraîne des modifications en rapport avec les caractères
de l'ulcère. Si l'ulcération a produit une échancrure du
voile ou d'un pilier, la portion intéressée s'amincit et
donne lieu à une cicatrice marginale linéaire sous forme d'une bandelette nacrée.

La courbe générale du voile reste modifiée, mais la
déformation tend néanmoins à s'atténuer; il se produit
là quelque chose d'analogue à ce qu'on observe aux lèvres après l'ablation d'un bouton cancéreux; on voit
alors le croissant profond qu'avait décrit le bistouri faire
graduellement place à une cicatrice à peu près de niveau
avec le reste du bord labial. Lorsqu'il s'est produit une
perforation du voile ou de la voûte, la mutilation est en
général persistante; le contour de la perte de substance
est formé par un bord mince et nacré; toutefois, dans
quelques cas où la perforation est peu étendue, il peut
arriver que le bourgeonnement des bords en amène
l'occlusion. Le voile partagé par une division profonde
n'est plus susceptible de reprendre les caractères de l'état
normal; l'écartement, que les muscles tendent à produire ici comme dans les divisions congénitales, s'exagère sous l'influence du retrait cicatriciel, et l'isthme
du gosier présente, au lieu du cintre régulier qu'on lui
connaît, une ogive très-aiguë; tout le contour est marqué

par une ligne fibreuse, et très-souvent, des cicatrices plus ou moins profondes couvrent les parties voisines du voile.

Les adhérences des piliers ou du voile même, avec la paroi postérieure du pharynx, très-fréquentes dans le cas de lupus, semblent succéder aussi, quoique plus rarement, aux scrofulides ulcéreuses.

Elles se sont produites chez une malade de M. Lailler (obs. X, th. Fougère), dont j'ai déjà parlé comme ayant présenté en grand nombre des pustules miliaires qui devenaient le point de départ d'ulcérations rapidement perforantes. Revue sept ans après sa sortie de l'hôpital, cette femme avait le voile du palais soudé aux parties postéro-latérales du pharynx ; l'orifice de communication entre les cavités nasale et pharyngienne occupait la place de la luette ; il n'avait que le diamètre d'une plume d'oie.

Il est à regretter que les détails de l'observation ne permettent pas de suivre le mode de la formation de l'adhérence. Ce fait, qui se rapproche beaucoup d'un des nôtres (Lupus, obs. X), est peut-être plus voisin du lupus que des ulcères scrofuleux du voile.

2° Les *ulcérations du fond du pharynx* peuvent occuper la portion de ce conduit qui est directement en vue quand on examine la gorge, ou siéger sur des parties plus profondes. Elles sont, dans tous les cas, constituées par une perte de substance à contours arrondis, ou irréguliers, quelquefois pourvus de prolongements radiés. Les bords sont fréquemment taillés à pic ; le fond est saillant et bourgeonnant ou, plus souvent, au contraire, déprimé, jaunâtre, lardacé, d'aspect tout à fait atonique. La lésion peut être isolée ; mais souvent il existe simultanément un ou plusieurs ulcères du voile affectant l'une des formes que je viens de décrire.

4° Les *ulcérations des amygdales* signalées comme accompagnant les scrofulides ulcéreuses du voile (Isambert, Bryk, C. Paul) n'ont jamais été citées comme une manifestation isolée de la strume. Je rapporte plus loin une observation de scrofulide probable de l'amygdale (voy. obs. XXI), dont le diagnostic ne peut cependant être affirmé sans réserves.

5° La septième observation de M. Isambert serait un exemple de *scrofulide ulcéreuse primitive de l'épiglotte*, mais la description publiée ne suffit pas pour établir la diagnose d'une façon certaine. On peut observer une perte de substance de l'épiglotte en même temps qu'une ulcération du voile,

L'examen laryngoscopique, dit M. Libermann, en parlant d'une fille de 14 ans, atteinte de scrofulide ulcéreuse du voile, montre une grande ulcération grisâtre coupée à pic, occupant tout le bord libre de l'épiglotte et s'étendant jusqu'au milieu de sa face inférieure. La plaie est parsemée de petites végétations ulcéreuses au nombre de huit ou dix. (J'ai appris que cette malade avait eu plus tard un lupus du nez.)

II. Symptômes fonctionnels.

Douleur, accidents aigus du début. — J'ai signalé l'indolence presque absolue des affections de la gorge associées au lupus de la face; cette absence de phénomènes douloureux n'est pas aussi constante dans les scrofulides primitives du voile ou du fond du pharynx. Plusieurs observations mentionnent des douleurs angineuses qui se font sentir quelques mois ou même plusieurs années avant l'entrée des malades à l'hôpital et qui peuvent être regardées comme ayant marqué le début des lésions chroniques. Après quelques mois ou quelques années, le malade qui a conservé de cette première poussée un certain degré de gêne et d'endolorissement, peut prendre une ou plusieurs angines aiguës, jusqu'au jour où se produisent des accidents plus graves (reflux des aliments par le nez par exemple) à l'occasion desquels le médecin examine la gorge et constate une mutilation du voile du palais plus ou moins avancée.

Tel est le récit que faisait le malade dont M. Desnos entretint la Société médicale des hôpitaux en 1872.

Les malades de M. Bazin avaient éprouvé, l'un, huit ans avant d'entrer à l'hôpital, une gêne considérable de la déglutition, et, en même temps, un sentiment de cuisson vive et d'ardeur dans le fond de la gorge; l'autre, deux années avant son admission, fut pris d'un grand mal de gorge qui le fit beaucoup souffrir et à la suite duquel il aurait perdu le voile palatin.

Dans les faits que j'ai observés, ces accidents ne se sont montrés qu'une seule fois (obs. X); les autres malades disaient n'avoir ressenti, au début de leur mal comme au moment de leur venue à l'hôpital, qu'un sentiment de gêne, quelquefois d'ardeur ou de cuisson au fond de la bouche ; presque continus pour quelques-uns, ces phénomènes douloureux ne se produisent, pour le plus grand nombre, qu'à l'occasion de la déglutition.

Certains sujets souffrent même en avalant leur salive; la plupart n'ont de sensation pénible qu'au contact de certaines substances ; tous signalent le vin et les liquides chauds ou fortement sapides comme réveillant surtout les douleurs.

Une poussée aiguë marque souvent le moment où la perforation s'opère ou bien la période où le voile s'échancre et subit une perte de substance plus rapide (1). Cela n'est cependant pas constant ; il y a tel malade dont la perforation se fait presque sans douleur (Bazin) ; d'autres arrivent avec le voile profondément rongé, sans qu'il y ait jamais eu plus qu'un simple mal de gorge (observation de M. Desnos, 1865, et mes observations personnelles).

Je crois être dans le vrai en disant que la douleur vive et les poussées aiguës appartiennent plutôt aux formes ulcéreuses franches, tandis que le lupus est plus spécialement caractérisé par le peu d'intensité des phénomènes douloureux.

Les ulcérations du fond du pharynx peuvent passer presque inaperçues ; on les reconnaît en quelque sorte par hasard, mais, souvent aussi, elles s'accompagnent de douleurs. Le petit malade de M. Bergeron, deux mois avant d'entrer à l'hôpital, éprouva d'assez vives souffrances dans la gorge ; la déglutition était difficile ; mais la parole n'était pas gênée.

Quelques malades accusent des douleurs d'oreilles souvent limitées d'un seul côté ; il est plus rare d'observer une céphalalgie intense, ou des souffrances ressenties à la nuque au moment de la déglutition (voyez obs. X de la thèse de M. Fougère).

La sensibilité de l'arrière-gorge n'est peut-être jamais augmentée dans le cas d'angine scrofuleuse grave ; très-fréquemment, elle est diminuée ; on peut toucher les ul·

---

(1) *Voy.* obs. VI de la thèse de M. Fougère : cuisson assez vive pendant huit jours, au moment où se fait la perforation ; la douleur diminue ensuite.

cérations sans provoquer de douleurs; les malades se laissent examiner avec la plus grande facilité; le contact du miroir laryngien ne provoque (chez les sujets que j'ai examinés du moins) ni mouvement de déglutition, ni sensation de nausée. Bien qu'il y ait une diminution notable de la sensibilité réflexe, la notion des contacts est conservée.

Les cicatrices sont absolument indolentes.

Troubles de la déglutition. — La déglutition est à peu près constamment gênée, au moins à une certaine période de la maladie (soit scrofulide ulcéreuse, soit lupus); et cette gêne résulte de la douleur que provoque le passage de certaines boissons, le vin surtout.

Pour quelques malades il y a simplement une difficulté légère, pour d'autres, la souffrance est très-vive et entrave sérieusement l'ingestion des aliments.

Le reflux des matières solides et surtout des liquides par le nez peut se produire à deux périodes distinctes et par un mécanisme bien différent; pendant la phase des phéno- mènes aigus, en dehors de toute perte de substance, il ne peut s'expliquer autrement que par la demi-paralysie qui accompagne l'inflammation des organes pourvus d'appareils musculaires. Plus tard, la sensibilité réflexe est diminuée et cesse d'exciter des contractions régu- lières; mais la cause prédominante des troubles de la déglutition, c'est la mutilation du voile (soit par une échancrure profonde, soit par une perforation), l'occlu- sion des arrière-narines est impossible, et les aliments pénètrent en même temps dans le pharynx et dans les fosses nasales à travers l'orifice béant de la perte de substance. Le reflux des boissons appartient particulièrement aux scrofulides ulcéreuses ; il peut s'observer aussi dans le lupus de la gorge (malade de M. Desnos, 1872).

Dans le cas de large perforation ou de profondes échancrures marginales, les aliments et les boissons continuent à pénétrer par l'hiatus permanent dans les fosses nasales, même après la cicatrisation, et la nutrition peut sérieusement souffrir lorsque les aliments cessent ainsi de pénétrer dans l'œsophage.

Le lupus, alors même qu'il a détruit une certaine zone du voile, peut ne pas entraîner un semblable désordre fonctionnel, lorsque les piliers postérieurs rapprochés peuvent encore tendre le voile et l'attirer vers le fond du pharynx. Quand les adhérences ne laissent plus qu'un orifice peu considérable entre le bord du voile et la paroi pharyngienne, il n'y a en général aucun trouble ; l'orifice est situé trop en arrière ; il a trop peu d'étendue antéro-postérieure pour permettre le reflux des matières alimentaires. Lors enfin, qu'après la cicatrisation, le voile adhérent forme une cloison complète, la déglutition se fait sans difficulté. Les cicatrices radiées du fond du pharynx n'apportent aucun obstacle.

Trouble de la phonation. — Après la déglutition, la fonction qui est le plus souvent compromise est la phonation. Il est presque sans exemple que le timbre au moins de la voix ne se modifie pas dans une certaine mesure. La voix est, au début et tant qu'il n'y a pas de destruction notable, angineuse ; elle a quelque chose d'embarrassé ou bien elle est un peu rauque, ou comme étouffée ; assez souvent enfin elle est enrouée, et l'intensité des sons est diminuée en même temps que leur timbre est changé.

Dès que l'intégrité du voile est sérieusement altérée, la voix se modifie davantage : elle devient nasillarde (obs. IV, thèse Fougère) ou plus fréquemment tout à fait nasonnée, se rapprochant de plus en plus, à mesure que les lésions sont plus profondes, de la voix des sujets atteints de division congénitale du voile du palais ; tous les sons tendent alors à se confondre en un nasonnement uniforme qui rend la parole presque inintelligible.

Enfin, on comprend que, sous l'influence de lésions concomitantes du larynx, comparables à celles que Türck a décrites, une aphonie plus ou moins complète succède aux troubles peu accusés du début ; un seul malade (obs. XVI, thèse Fougère) était aphone, mais le diagnostic est, dans ce cas, fort contestable ; dans le fait de M. Bucquoy, la voix était cassée, à demi éteinte, les cordes vocales étaient minces et comme atrophiées.

Les modifications de la voix sont en rapport avec la profondeur plutôt qu'avec la nature des lésions, et la scrofulide ulcéreuse agit ici comme le lupus. Quant aux ulcérations du fond du pharynx, elles n'entraînent pas de changement dans la phonation.

La *respiration*, sauf de rares exceptions, est normale ; seulement, lorsque le voile est devenu tout à fait adhérent, le passage de l'air inspiré et expiré se fait exclusivement par la bouche. Czermak (1) a fait remarquer que les malades sont obligés, dans le langage suivi, de faire des temps d'arrêts destinés à chasser de la bouche l'air qui s'y accumule au lieu de s'écouler insensiblement par les fosses nasales. Il faut des lésions concomitantes graves

(1) Cité par H. Paul. *Arch. gén. de méd.*, 1865.

pour que la respiration devienne bruyante à distance
(obs. de M. Bucquoy), pour qu'on observe de l'essouffle-
ment avec un bruit strident de la respiration (observation de M. Desnos, 1872) et, plus tard, un cornage la-
ryngé très-intense , s'exaspérant sous l'influence des
mouvements, plus marqué dans l'inspiration que dans
l'expiration ; ou enfin des phénomènes d'œdème de la
glotte nécessitant la trachéotomie (observation de M. C.
Paul).

La *toux* est rare et ne paraît pas dépendre directement
des lésions pharyngées ; peut-être cependant quelques
malades ont-ils, par le fait de la pharyngite chronique,
une petite toux brève et sèche analogue à celle des angines granuleuses ; les malades que j'ai vus (l'une
d'elles avait de nombreuses granulations du fond du
pharynx, obs. II) ne m'ont pas présenté ce symptôme.

En dehors de la *salivation*, abondante chez quelques
sujets, et probablement liée à l'irritation des glandules
buccales, les malades crachent peu, ou n'ont pas d'*expectoration*. Quelquefois même, la sécheresse de la bouche,
causée par le passage continuel de l'air, devient un phénomène pénible, quand le voile est complètement adhérent au fond du pharynx (observation Coulson). Un certain nombre de sujets se plaignent aussi de sécheresse
des narines avec enchifrènement et douleur, mais cela
tient toujours à une lésion des fosses nasales. Quand le
voile est complètement adhérent, les malades ont grand'-
peine à se débarrasser du mucus qui s'accumule sur la
pituitaire. Enfin, lorsque existent à la fois une perforation
et une occlusion plus ou moins complète des arrière-
narines, les mucosités nasales s'écoulent dans la bouche
et peuvent donner à l'haleine la fétidité de l'*ozène*, lié

dans d'autres cas à la présence d'ulcérations des fosses nasales.

Le *goût* n'était pas altéré chez la plupart des malades.

L'*odorat*, conservé dans les faits que j'ai suivis, était plus ou moins compromis dans quelques-unes des observations publiées.

L'*ouïe* était très-affaiblie chez un malade de M. Lailler (obs. X, thèse Fougère) ; une jeune femme observée par Bryk (obs. XIV, même thèse) devint sourde dix ans environ après le début de l'angine.

Accidents concomitants. Complications.

L'*engorgement ganglionnaire* n'a rien de constant, il y a plus, on peut regarder comme exceptionnelles les grosses adénopathies dont la vue seule éveille la notion de scrofule. Un très-grand nombre d'observations passent sous silence la présence des ganglions ; dix signalent leur altération, mais le plus souvent les lésions sont minimes et désignées simplement par ces mots : « quelques petits ganglions, — quelques glandes au cou peu modifiées, » etc. Cinq fois seulement la tuméfaction avait le caractère de la lymphadénite strumeuse, et chez trois malades au moins des cicatrices couturées accompagnaient cette hypertrophie ganglionnaire. Je n'ai pu découvrir de différence notable au point de vue de l'adénopathie entre les faits que j'ai rapportés au lupus de la gorge et ceux que j'ai rangés parmi les scrofulides ulcéreuses.

On ne peut, d'après les renseignements que fournissent les observations, savoir si l'adénite a précédé ou suivi les lésions de la gorge.

Le peu de fréquence relative de l'infection ganglionnaire n'a rien qui doive surprendre si l'on se souvient de
la rareté des engorgements cervicaux dans les cas de
lupus de la face.

Je ne m'arrêterai pas à parler des *otorrhées*, des *con-
jonctivites* ou *kératites* manifestement strumeuses, des *tumeurs lacrymales*, des *éruptions cutanées* autres que le lupus
dont le caractère peut aider beaucoup à la diagnose, et
je ne ferai que rappeler quelle attention il faut toujours
apporter à l'examen de toute la surface du corps qui, à
défaut de lésions actuelles, peut présenter des *cicatrices*
irrégulières, légèrement déprimées ; souvent couturées
de brides saillantes, tout à fait décolorées et sans pig-
mentation périphérique, bien différentes, en un mot, des
stigmates de la syphilis.

En dehors des symptômes ou accidents que je viens
de signaler, d'autres peuvent se produire qui doivent
être regardés comme de véritables complications géné-
rales ou locales.

A cet égard, il faut se faire une loi d'examiner l'état
de la poitrine, car on a signalé des *tésions tuberculeuses des
poumons* dans plusieurs observations (il n'en existait pas
chez les malades que j'ai vus); sans qu'il soit possible actuellement de dire si la phymie a, dans les cas auxquels
je fais allusion, les allures spéciales de la phthisie scrofuleuse.

M. Isambert a montré quelle évolution rapide suit la
tuberculose (tuberculose miliaire aiguë) chez les sujets
atteints de cette affection pharyngée qu'il a décrite sous
le nom de granulations grises disséminées de la gorge.

On ne manquera pas non plus d'analyser les urines,
se rappelant que l'*albuminurie* a été constatée chez des

lupeux qui ne présentaient, d'ailleurs, aucun phénomène morbide appréciable. Cette complication est signalée dans l'observation de M. Hérard.

La *stomatorrhagie*, bornée à quelques crachats sanguinolents, est un accident sans importance et reconnaît pour cause le saignement facile des granulations fongueuses du palais. Dans des cas exceptionnels la perte de sang est considérable (un litre, chez un malade de M. Lailler, obs. X, thèse Fougère); elle peut même être mortelle (observation de M. Landrieux). L'abondance de l'hémorrhagie indique assez qu'elle reconnaît dans ces cas-là, pour cause, l'ulcération d'une artère (palatine postérieure dans le premier cas, carotide externe dans le second).

L'*érysipèle*, qui survient si fréquemment dans le cours du lupus cutané, est signalé dans quelques cas de lésions secondaires de la gorge, mais on n'a pas noté l'extension de la plegmasie cutanée au pharynx et l'on ne sait, par conséquent, pas si l'érysipèle est capable d'exercer sur les muqueuses l'influence bienfaisante qu'il a quelquefois, d'une façon si manifeste, sur le lupus de la peau.

Je ne parlerai pas de l'*œdème de la glotte*, terrible mais bien rare complication ; j'ai dit à propos des troubles respiratoires que, dans un cas, la trachéotomie avait dû être pratiquée. M. C. Paul suppose que l'administration des mercuriaux aux malades affectés d'angine scrofuleuse aurait pour effet d'augmenter l'œdème de la muqueuse sus-laryngée.

Etat général.—Types cliniques.

Au point de vue de la santé générale et de la coexistence de lésions diverses avec l'affection de la gorge on peut distinguer en clinique quatre types de malades.

1° Les uns ont conservé tout l'aspect extérieur de la santé ; bien développés, d'un beau teint, ils ne semblent entachés d'aucune maladie constitutionnelle. Cet ensemble de caractères favorables paraît accompagner plutôt le lupus de la gorge que les scrofulides ulcéreuses proprement dites.

2° D'autres individus présentent, avec des apparences de bonne constitution et de belle santé, quelque manifestation strumeuse, telle qu'une légère opacité de la cornée (obs. II), une cicatrice d'abcès ganglionnaire (obs. X).

3° Chez les malades du troisième groupe la scrofule est bien plus manifeste ; le col est sillonné de cicatrices et quelques gros ganglions indolents persistent encore ; les paupières sont privées de cils, gonflées et rouges, les cornées sont opaques.

4° Enfin, quelques jeunes sujets offrent l'ensemble des signes, qu'en Angleterre surtout, on a coutume de considérer comme pouvant servir à caractériser la syphilis héréditaire ; ils ont ce qu'on pourrait appeler le *facies syphilitique* (*syphilitic looking*, pour employer une expression du Dr Broadbent) ; ils sont grêles, petits, peu développés, leur face est déformée par l'affaissement du dos du nez qui est large, disgracieux, camard (*square nose*) ; leurs yeux portent souvent les traces d'anciennes kératites intersticielles ; enfin leurs dents offrent sur le bord libre des dépressions, des encoches (*Knotched teeth*, d'Hutchinson) qu'on a regardées comme caractéristiques (voy. les obs. XIII et XIV).

La lésion buccale qu'on observe le plus fréquemment

chez ces malades est la perforation du voile ou de la voûte
du palais, sous forme d'une petite perte de substance qui
se creuse peu à peu, sourdement, presque sans aucun
trouble fonctionnel. Cette association des divers traits du
facies syphilitique et d'une perforation lente constitue
l'une des formes les plus intéressantes de scrofulide grave
de la gorge.

MARCHE.

Comme le lupus cutané, les scrofulides de la gorge
présentent dans leur marche et dans leurs progrès des
différences considérables qu'il est presque impossible de
prévoir exactement.

J'ai déjà parlé du mode de début, tantôt absolument
insidieux, tantôt marqué par les accidents aigus d'une
angine inflammatoire, et j'ai dit que le premier type
appartenait plutôt au lupus, le second à la scrofulide ulcéreuse.

Les mêmes variations se retrouvent dans l'évolution
générale de l'affection, dont les progrès sont parfois
très-lents, tandis que, chez d'autres malades, la destruction s'opère avec une grande rapidité, sans que cependant on ait jamais rapporté aucun exemple de scrofulide
primitive de la muqueuse bucco-pharyngienne qui fût
comparable à ces cas de *lupus vorax* qui, en un mois ou
six semaines, dévorent le nez et les lèvres, perforent le
palais, envahissent les paupières et la langue.

Une jeune femme que j'ai vue dans le service de
M. Vidal (obs. IV) offre le type de ces formes terribles
que l'on pourrait appeler galopantes, si elles ne subis-
saient des temps d'arrêt, et dont la malignité fait penser
au cancroïde.

Homolle.   5

Dans le cas rapporté par M. Bucquoy, il suffit de trois mois pour amener des adhérences des piliers et produire deux petites perforations.

Lorsqu'on n'a, pour apprécier la durée du mal, que des commémoratifs plus ou moins précis, il faut toujours faire des réserves, les premières périodes de l'affection pouvant passer presque inaperçues, lorsque surtout le médecin, dans son interrogatoire, omet de signaler l'importance de légers troubles dont la valeur est méconnue du malade. Ainsi tel individu, dont les piliers antérieur et postérieur sont détruits, dont la luette est profondément échancrée ne se dit malade que depuis trois mois, mais il se souvient ensuite que longtemps auparavant déjàil souffrait un peu en avalant (obs. XI, th. Fougère).

Il faut toujours rechercher s'il n'a pas existé antérieurement quelque poussée analogue aux accidents que l'on constate; c'est, en effet, la règle ici comme pour le lupus cutané de voir se produire des rechutes successives qui, sans cause connue, viennent troubler la guérison et déterminer des mutilations nouvelles. J'ai observé un remarquable exemple de ces aggravations subites et répétées, mais le diagnostic est douteux ; il s'agit peut-être non pas d'une scrofulide, mais de lésions syphilitiques graves chez un tuberculeux (voy. obs. XV).

Un des faits de M. Lailler, auquel j'ai déjà fait souvent allusion (obs. X, th. Fougère), montre toute la brusquerie de ces rechutes successives : la malade avait eu les premiers phénomènes d'angine cinq ans avant d'entrer à l'hôpital ; pendant son séjour même se font, en un mois, deux pertes de substance dont l'une entraîne une hémorrhagie grave.

ÉTIOLOGIE.

Age. — Les scrofulides graves de la gorge sont des affections de la jeunesse.

Sur un total de vingt-trois observations dans lesquelles l'époque du début est indiquée, l'affection a commencé :

Avant 10 ans,   dans 4 cas.
De 10 à 15 ans,   dans 6 cas,
De 15 à 20 ans,   dans 8 cas.
Entre 20 et 30 ans,   dans 3 cas.
Une fois à 40 ans,   une fois à 44 ans.

Sexe. — Les femmes semblent beaucoup plus que les hommes sujettes aux angines scrofuleuses graves (17 sur 24).

Hérédité. — Je ne puis à cet égard rien indiquer de précis ; dans deux observations seulement, il y a lieu de supposer que l'un des parents était tuberculeux. Je reviendrai plus loin sur l'influence probable de la syphilis des parents dans quelques cas, mais je ne puis citer aucun fait démonstratif à cet égard (voyez obs. XIII et XIV).

Les conditions antihygiéniques qui paraissent favoriser le développement de la scrofule acquise ou provoquer les manifestations de la diathèse innée interviennent sans doute ici, mais on ne sait rien des causes qui déterminent la localisation des lésions à la gorge.

NATURE DE L'AFFECTION.

Je me suis servi jusqu'ici des mots angine scrofuleuse, scrofulide ulcéreuse de la gorge ; il me reste à démontrer la justesse de cette appellation. J'ai étudié deux ordres de lésions ; les unes, associées à un lupus de la

face, les autres, isolées et d'une interprétation par conséquent plus délicate (lupus primitifs et scrofulides ulcéreuse primitives de la gorge).

Entre les deux groupes se trouvent des cas rares dans
lesquels la nature de l'affection gutturale est démontrée
par l'apparition ultérieure d'un lupus de la face (un cas
de M. Libermann; l'observation XXXVIII de M. Bazin,
probablement aussi l'observation V de la thèse de M. Fougère); le plus bel exemple qu'on puisse citer est certainement le fait de la malade du service de M. Vidal
(obs. IV).

Convient-il d'appliquer le nom de scrofulide aux lésions
de la gorge qui accompagnent le lupus de la face? Faut-
il l'employer également pour désigner certaines formes
primitives d'angines chroniques analogues aux précédentes?

Le lupus est considéré, dans l'école française, comme
une manifestation strumeuse : c'est l'opinion d'Alibert :
« Presque toujours la dartre rongeante doit son existence
à la diathèse écrouelleuse »; c'est celle de Baudelocque,
de Milcent, de M. Devergie : « Le lupus est une des scrofules de la peau »; de M. Hardy, de M. Bazin, d'Eras-
mus Wilson. Je me rallie à cette doctrine que repous-
sent les écoles anatomo-pathologiques de Berlin et de
Vienne : « La création d'un lupus scrofuleux, dit Virchow
(Traité des tumeurs, t. II, p. 486), me semble être quelque chose de tout à fait arbitraire »; Auspitz est plus
méprisant encore : « Bazin, dit-il, reste profondément
enfoncé dans la vieille marotte française des diathèses »(1).

(1) Arch. f. Dermatologie und Syphilis, 1871 (anal. d'un mémoire de
R. Volkmann, sur le lupus) : Bazin... steckt tief in der alten Diathesen-
marotte der Franzosen.

En dépit de ces auteurs, les faits démontrent trop souvent des relations intimes entre le lupus et la scrofule pour qu'on ne soit pas autorisé à voir dans l'affection locale une manifestation de la maladie générale. Je n'ai pas d'arguments à ajouter à ceux qui ont été déjà produits en faveur de la thèse que je soutiens, mais je pourrais citer quelques faits si les observations de ce genre n'étaient entre les mains de tous.

Lorsque avec l'affection du pharynx ne coexistent pas de manifestations cutanées actuelles, on découvre parfois des cicatrices qui ont à peu près la même valeur, et j'ai déjà dit combien était fréquente l'association ou l'existence antérieure de lésions strumeuses des yeux, du nez, des oreilles, du système ganglionnaire. Lorsque l'examen de l'affection et du malade écarte l'idée de syphilis, la constatation de pareils accidents promet d'affirmer presque avec certitude la nature scrofuleuse du mal.

Une des objections les plus sérieuses que l'on ait soulevées contre l'idée d'une angine scrofuleuse est la rareté excessive de cette affection dans les grands services de scrofuleux. M. Archambault a signalé le fait à la Société médicale des hôpitaux ; en plusieurs années, il a observé un seul cas d'angine scrofuleuse grave. M. Roger et M. Parrot m'ont dit n'avoir vu aucun fait qui parût se rapporter à mon sujet. Il semble qu'il y ait à cet égard une sorte d'antagonisme entre les lésions osseuses ou les adénopathies graves, et les manifestations de la scrofule sur la peau ou les muqueuses.

Enfin, il est un certain nombre de sujets qui semblent absolument indemnes de toute influence morbide constitutionnelle, comme ces individus vigoureux chez qui le lupus devrait, suivant M. Cazenave, être regardé comme idiopathique. Peut-être faut-il admettre que l'angine, comme M. Bazin le disait pour le lupus cutané, constitue alors une des formes de la scrofule fixe primitive.

Parmi les sujets que l'on peut considérer comme strumeux, quelques-uns, au nombre des plus jeunes, ont des allures toutes spéciales qui ont conduit à supposer que, chez eux, la scrofule pouvait n'être que la manifestation de la syphilis héréditaire à manifestation tardive. Je regrette de ne pouvoir apporter ni arguments ni faits convaincants pour la solution de ce difficile et intéressant problème de la vérole congénitale à longue portée, dont l'interprétation reste jusqu'ici une question de tendance, si je puis ainsi parler, bien plus qu'une affaire de rigoureuse démonstration. L'impossibilité presque absolue où l'on est, dans les hôpitaux, de retrouver les antécédents héréditaires ; l'incertitude qui règne si fréquemment sur les premières années des malades, font qu'on ne peut nier ni affirmer le plus souvent la syphilis des parents, et qu'en présence d'accidents dont les apparences semblent trahir la vérole, on ne peut tout à fait exclure la syphilis acquise dont M. Roger a si bien montré les causes multiples et les manifestations souvent peu graves dans la première et la seconde enfance.

Quoi qu'il en soit, beaucoup de dermatologistes ont admis sans hésitation l'influence de la syphilis des parents sur la production de certaines lésions analogues à la scrofule, mais en différant néanmoins à certains égards. Voici comment s'exprime M. Devergie, un des partisans de la syphilis héréditaire à manifestations tardives (il parle d'affections cutanées que l'on a confondues avec la scrofule proprement dite, et qui s'en dis-

tinguent par leur cause) : « Cette cause, dit-il, je la
regarde comme complexe ; elle est à la fois scrofule et
syphilis ; c'est une transformation par hérédité de la syphilis en scrofule. » M. Cazenave cite aussi des cas où
l'on est conduit à voir la manifestation encore peu connue
de la syphilis héréditaire ; » c'est dans ce cas qu'il y a
dans l'éruption quelque chose de très-difficile à décrire ;
ce n'est pas tout à fait un lupus franc ni une syphilide
bien dessinée, ou plutôt c'est un peu l'un et l'autre. »

Il est inutile de multiplier les citations ; à la Société
médicale des hôpitaux, les avis se sont partagés, lorsque
la question a été posée, en particulier, à propos du malade de M. Bucquoy (1872, p. 74) ; mais on ne fournit de
part ni d'autre rien que des opinions personnelles. La
question ne s'était pas beaucoup plus éclairée à la suite
d'une discussion engagée en 1871 à la Société médicale
de Vienne et à laquelle prirent part Hebra, Kohn,
Stork, etc. Les uns rapportaient à la vérole congénitale,
d'autres à la scrofule, des ulcérations du pharynx et du
larynx suivies de cicatrices avec adhérences et de sté-
nose de la glotte, affection commune, paraît-il, dans la
Pologne autrichienne où la syphilis héréditaire paraît
être très-fréquente.

Veiel (1) est le seul auteur, à ma connaissance, qui ait
cherché à indiquer par des chiffres la part qui revien-
drait à la syphilis du père dans la production du lupus en
général (11 fois sur 57) ; il ne dit rien des pharyngites
scrofuleuses.

Je ne prendrai part au débat sur les accidents tardifs
de la syphilis héréditaire que pour citer deux observa-

(1) Mittheilungen über die Behandlung der chronischen Hautkrankheiten. Stuttgard, 1862.

tions ; les deux cas se rapportent assez exactement à ce type spécial de scrofule où l'on est tenté de ne voir qu'une transformation de la vérole. L'un d'eux a un intérêt tout spécial et montre à quelles erreurs on est exposé dans l'interprétation des faits d'hérédité morbide. Le père de la petite malade est syphilitique, l'hypothèse de la syphilis héréditaire semble se vérifier; mais , enquête faite, il se trouve établi que la vérole a débuté chez lui après la naissance de sa fille (voy. les obs. XIII et XIV).

Quelques-uns des cas cités à la Société médicale des hôpitaux étaient, en réalité, ou ont paru être des cas mixtes dans lesquels la strume et la syphilis combinaient leur action maligne.

Il est si difficile d'affirmer, soit la vérole, soit la scrofule, qu'on est parfois disposé à se tirer d'affaire, en quelque sorte, en admettant le cumul. La seule chose qui me paraisse incontestable, c'est que la syphilis des scrofuleux et mieux encore des tuberculeux peut revêtir un caractère spécial de gravité et que les lésions pharyngées peuvent alors se modifier beaucoup et rappeler, par leur résistance à tout traitement, par quelques-uns même de leurs caractères extérieurs, les formes les plus graves du lupus. Comme d'ailleurs on observe des syphilides malignes tout à fait comparables à ces dernières et dans lesquelles une autre condition que la scrofule ou la tuberculose (âge avancé du sujet, chancre extra-génital, syphilis exotique) est intervenue, je pense qu'il faut être très-réservé dans l'adoption des formes mixtes et qu'on doit regarder ces cas graves comme des syphilis modifiées, mais non comme des hybrides, comme des scrofulo-syphilis. On pourrait, à la rigueur, supposer aussi que les manifestations répétées de la syphilis sur une mu-

queuse y préparent en quelque sorte le terrain pour
l'apparition du lupus, comme un vieil ulcère, ou, comme
je vais le dire, un vieux lupus prépare quelquefois le développement de l'épithéliôme.

J'ai montré, l'an dernier, à la Société anatomique, la
langue, le voile du palais, le pharynx et le larynx d'un
homme qui, après avoir eu des syphilides superficielles
de ces diverses muqueuses, d'une façon presque continue
pendant des années, avait enfin présenté des lésions dont
les caractères se rapportaient bien moins à la syphilis
qu'à la tuberculose à laquelle il succomba (1).

Chez un malade du service de M. Guibout, la lésion
pharyngée avait tous les caractères du lupus de la gorge,
et cependant son apparition au milieu des accidents in-
cessants d'une syphilis grave sans cesse traitée et jamais
guérie (le malade est tuberculeux), me feraient admettre
plus volontiers un syphilide grave qu'une véritable lésion mixte ou un lupus, venant, comme la tuberculose
pulmonaire, se greffer sur la syphilis en pleine évolution.

On ne saurait cependant nier les cas complexes dans
lesquels les deux ordres de lésions coexistent rappro-
chées mais non confondues, mais ces faits laissent toujours quelques doutes. M. Isambert en a cité un certain
nombre; il y avait, au commencement de l'année, dans
le service de M. Hillairet, un homme de 29 ans, atteint
du lupus, qui avait contracté la syphilis ; il présentait à
la langue un tubercule qu'on aurait pu regarder comme
une lésion lupeuse, de même nature qu'une scrofulide

(1) Cette observation a été publiée par moi (Bulletin de la Société
anatomique, 1871. p. 115), sous le titre de Papillôme d'origine probablement syphilitique ; je ne crois pas devoir me tenir à cette interprétation
et suis plus disposé, depuis une étude plus attentive du fait, à y voir
une manifestation tuberculeuse.

tuberculeuse alors en pleine évolution au bras, mais qui m'a paru présenter plutôt les caractères d'un syphilome.

Les difficultés d'interprétation sont quelquefois considérables dans les cas où la scrofulide revêt les formes rapidement destructives qui ont fait admettre une transformation du lupus en cancroïde.

On pourrait retrouver dans Hufeland (1) la mention d'un cancer scrofuleux, mais il ne semble avoir rien de commun avec le fait en question.

Il est à peu près certain, au contraire, que M. Devergie a observé de vrais épithéliômes développés sur un lupus, il dit en effet (2) : « J'ai vu naître deux cancers mortels sur des lupus exedens guéris depuis longtemps. Peut-être quelques-uns de ces faits, qui depuis se sont multipliés (obs. de Bardeleben, O. Weber, Volkmann), se rapportent-ils à une forme exubérante de lupus décrite par Fuchs (3) sous le nom de Lupus exuberans, de Frambœsia scrofulosa.

Toujours est-il que sur une pièce provenant du service de Hebra, Neumann (4) aurait reconnu la transformation cancéreuse et obtenu des résultats tout à fait conformes aux conclusions de l'examen d'une autre pièce étudiée par O. Weber. Depuis, Busch a décrit un lupus épithéliomatoïde (5) et Maïer (6) a voulu faire du lupus un néoplasme comparable au cancroïde.

Je m'arrête, car cette transformation cancroïdale n'a jamais, que je sache, été observée à la gorge.

(1) Traité de la maladie scrofuleuse, 1821, p. 109.
(2) Maladies de la peau, p. 570.
(3) Krankhafte Veranderüngen der Haût., p. 554.
(4) Lehrbuch der Hautkrankheiten, p. 411.
(5) Langenbeck's Archiv, 1872.
(6) Allgemeine pathologische Anatomie ; Leipzig 1871.

DIAGNOSTIC.

Bien souvent, dans le cours de ce travail, j'ai parlé des difficultés de la diagnose et comparé les lésions que j'attribuais à la scrofule aux affections similaires que fait naître la syphilis. C'est ainsi que la question se pose en effet en clinique dans presque tous les cas. Le diagnostic des angines scrofuleuses graves est souvent presque impossible, si l'on s'en tient aux apparences extérieures des lésions ; il ne peut être prononcé avec quelque certitude que si l'on a des renseignements précis sur les antécédents et si l'on suit l'évolution du mal. Il faut faire les plus grandes réserves, lorsqu'on est en présence de cicatrices et non plus d'une affection en voie de développement. C'est assez dire qu'à moins de descriptions très-exactes et de renseignements très-précis qui font défaut dans un grand nombre des observations, il est fort difficile, pour ne pas dire impossible, de contrôler la diagnose des faits publiés.

Les signes qui peuvent conduire à une interprétation exacte de l'affection sont de deux ordres, les uns sont tirés de l'état général du malade et des commémoratifs, les autres de l'examen direct des lésions locales. Lorsqu'existe un lupus facial en même temps que l'affection pharyngée, le diagnostic est ordinairement aisé, les scrofulides tuberculeuses ou tuberculo-ulcéreuses de la face se distinguant en général assez bien des syphilides.

On peut cependant hésiter sur cette forme de scrofulide qui revêt l'apparence des plaques muqueuses ; le lupus, en effet, n'empêche pas de contracter la syphilis, à défaut d'autres preuves, les célèbres inoculations de Gibert l'auraient démontré (1).

Dans la syphilis, les plaques sont généralement plus multipliées au même point et tendent à occuper un plus grand nombre de siéges distincts; elles sont mieux circonscrites, entourées d'un limbe plus inflammatoire, l'apparence diphthéroïde y est plus fréquente, l'engorgement ganglionnaire est plus habituel; enfin, on observe simultanément, dans la plupart des cas, une éruption cutanée papuleuse discrète ou abondante dont les plaques muqueuses ne sont que l'équivalent modifié.

Il n'est pas rare de voir sur la muqueuse des lèvres de petites élevures plus ou moins discoïdes, quelquefois un peu exulcérées à leur sommet, qui se produisent chez les gens dont les dents sont vicieusement implantées; l'éminence papuleuse siége exactement dans un point où la dent se trouve située en retrait. La moindre attention suffit ici pour éviter l'erreur.

Le diagnostic des scrofulides graves de la langue est presque impossible; ces affections sont d'ailleurs absolument exceptionnelles, à ce point que les faits probants font défaut. Lorsque M. Hennequin était interne à Saint-Louis, on crut, à trois reprises, m'a-t-il dit, découvrir dans l'hôpital des lupus de la langue; après mûr examen on reconnut que c'étaient trois cas de syphilis.

J'ai déjà signalé ces faits rares où la nature d'une angine grave se juge ou se démontre après coup par l'apparition d'un lupus du nez (par propagation d'un lupus de la pituitaire le plus souvent).

Quand il n'y a pas de lésion du tégument externe, il

(1) Gazette hebdomadaire, 1859, p. 802.

faut étudier avec grand soin les caractères de l'ulcération,
si l'on veut saisir les différences qui, au point de vue des
signes purement objectifs, distinguent l'affection strumeuse de la syphilitique et permettent d'acquérir une
première donnée, qui sera complétée ou rectifiée par l'é-
tude des antécédents concomitants et de la marche de la
lésion actuelle.

« Quand la scrofule maligne, dit M. Bazin, débute par
la pituitaire, par la cloison du nez ou par l'arrière-bouche,
le voile du palais ou la voûte palatine, je vous le déclare
en toute sincérité, dans ce cas le diagnostic est quelquefois tellement obscur qu'il faut rester dans le doute. »

Il ne suffit donc pas d'indiquer dans un parallèle plus
ou moins rapide les contrastes qui séparent les ulcérations scrofuleuses de la gorge des angines ulcéreuses de
la syphilis; ce ne serait qu'éluder la difficulté; il faut entrer dans des détails, qui, pour sembler trop minutieux
au premier abord, suffisent à peine à donner quelque
certitude à la diagnose; il faut montrer les points de contact en même temps que les divergences et comparer
des choses comparables plutôt que se complaire dans une
série d'antithèses qui ne s'appliquent qu'à des cas presque impossibles à confondre. Je vais donc rechercher
avec soin quelles sont, dans les manifestations de la scrofule et de la syphilis, les indications diagnostiques que
fournissent le siége des lésions, leur forme et leur aspect
extérieur.

Siége des lésions. — On n'est pas d'accord sur la valeur qu'il faut accorder à la localisation de l'ulcère, et
des opinions quelquefois contradictoires ont été, sur ce
sujet, émises à la Société des hôpitaux :

« Le voile du palais et le pharynx, dit M. C. Paul, sont atteints dans les deux cas. Cependant on peut dire que la syphilis atteint beaucoup plus souvent du premier coup les piliers et les amygdales, tandis que l'ulcère scrofuleux n'envahit ces parties que plus rarement et toujours d'une manière secondaire. » (Soc. méd. des hôpitaux, 1872, p. 52.) M. Isambert répond : « M. Paul signale comme siége du début le voile du palais, c'est le contraire dans l'angine scrofuleuse qui n'est pas le lupus » (id., p. 69). « C'est le plus souvent, dit M. Hillairet, par le fond du pharynx que débutent les lésions scrofuleuses. » Les lésions syphilitiques anciennes, observe au contraire M. Lailler, « siégent surtout à la paroi postérieure du pharynx. »

Voici, d'après l'ensemble des observations réunies à la fin de ma thèse ou publiées antérieurement, ce que l'on peut regarder comme à peu près démontré :

Le voile du palais est le point où s'observe presque exclusivement le lupus primitif de la gorge ; les piliers, les amygdales et le fond du pharynx ne sont en général envahis que secondairement.

Les ulcères scrofuleux siégent très-fréquemment, mais moins exclusivement que le lupus proprement dit, sur le voile ; ils occupent soit le bord libre, où ils peuvent intéresser la luette, sous forme d'échancrure ; soit sous forme d'ulcère perforant, le voile même ou la voûte (siége habituel des lésions chez les sujets qui présentent le type attribué à la syphilis héréditaire) ; or, chacun de ces points peut être le siége de syphilides graves ; la seule notion utile, c'est que les ulcérations primitives de l'amygdale ou celles des piliers qui intéressent les tonsilles sont le plus souvent syphilitiques.

La présence d'une perte de substance au fond du pharynx n'a par elle-même aucune valeur diagnostique.

L'épiglotte est atteinte plus souvent par la syphilis que par la scrofule ; mais, comme cette dernière étend jusque-là ses ravages, une pareille lésion ne suffit pas pour imposer l'idée de vérole.

Des altérations graves de la langue ou du larynx sont des arguments puissants en faveur de la syphilis.

Caractères objectifs des lésions. — Aux différentes formes de scrofulides primitives graves de la gorge correspondent des formes analogues d'origine vénérienne. Le lupus de la gorge, avec la tuméfaction et l'état mamelonné des piliers qui se portent vers le fond du pharynx, où ils tendent à contracter des adhérences, avec sa progression régulière à partir du bord libre du voile ou des piliers, avec son mode de destruction spécial sans véritables ulcérations, constitue un genre d'affection qu'on rencontre rarement dans la vérole. Il n'y a cependant là rien d'absolu. Chez une malade manifestement syphilitique, du service de M. Lailler (v. obs. XVI), l'isthme du gosier présentait des lésions tout à fait comparables au lupus guttural. Les piliers, adhérents au fond du pharynx inférieurement, étaient déviés en dedans, de manière à rétrécir beaucoup l'orifice bucco-pharyngien, et avaient ainsi tiraillé l'excavation amygdalienne qui se présentait presque de face.

Cet état de la gorge ressemblait beaucoup à ce qu'on trouvait chez un des lupeux dont j'ai rapporté l'observation (obs. III), mais différait assez notablement de ce

qu'on voyait chez une autre malade (obs. II), qui me
paraît présenter le vrai type du lupus de la gorge.

Celui-ci peut donner lieu à une hypertrophie diffuse
avec tuméfaction mamelonnée de toute la muqueuse de
l'arrière-bouche ; mais, autant que la rareté des faits
permet de conclure, cette hypertrophie s'accompagne
rapidement de destruction progressive, laquelle procède
par petites ulcérations interposées à de gros bourgeons
qui sont rongés plus ou moins vite. On peut, d'une manière générale, considérer cette forme comme étrangère
à la syphilis, et cependant on est forcé d'admettre,
comme affection isolée et primitive de la gorge, l'existence de syphilides végétantes hypertrophiques ou bourgeonnantes qui se distinguent des scrofulides analogues
par une extension à de plus grandes surfaces avec moins
de tendance à la destruction.

Il y avait au mois de juin 1874, dans le service de M. Hillairet,
un homme de 39 ans, vigoureux, qui présentait sur la muqueuse
du palais et de l'isthme l'altération que je viens d'indiquer. Quelques-uns des médecins qui l'examinèrent crurent à une scrofulide,
mais la coloration rouge sombre des parties malades, la grande
étendue des parties affectées sans érosion progressive à partir du
bord libre, la netteté des saillies bourgeonnantes bien distinctes
les unes des autres me paraissaient autant de caractères de nature
à faire admettre l'influence de la syphilis. Toute l'histoire antérieure du malade, une série ininterrompue de manifestations vénériennes à partir du chancre initial, conduisaient d'ailleurs à ce
diagnostic que vint confirmer enfin une guérison rapide par le
traitement spécifique, que le malade disait cependant avoir déjà
employé sans succès. (*Voy.* obs. XVII.)

Cette forme de syphilides graves de la gorge est assez
peu connue, c'est pourquoi j'ai cité, à la fin de ce travail, un autre exemple plus probant ; la lésion bucco-
pharyngée n'était chez ce dernier malade que la propa-

gation d'une syphilide végétante hypertrophique de la face (le malade avait contracté la vérole au Mexique, et l'on sait combien cette origine exotique entraîne souvent des manifestations graves plus ou moins analogues au frambœsia (voy. obs. XVIII).

Babington (1) a observé chez des syphilitiques une forme d'ulcérations qu'il appelle phagédéniques et qui présenteraient peut-être quelque analogie avec le lupus de la gorge. Voici ce qu'il dit : « Le tissu de l'organe « semble fondre dans l'ulcération, bien qu'on ne puisse « pas voir une eschare distincte se former pendant tout « le cours de la maladie. » Cette espèce d'angine serait une sorte de transition vers les formes véritablement ulcéreuses.

Ici, la similitude est presque complète, que les lésions soient strumeuses ou vénériennes (je ne parle que des syphilides ulcéreuses dans lesquelles l'ulcération est le fait clinique primordial, et non des gommes en voie d'élimination).

Dans les syphilides ulcéreuses, le contour des pertes de substance a généralement quelque chose de franc, c'est une forme définie, semi-circulaire dans un grand nombre de cas ; l'ulcère scrofuleux est moins bien arrêté dans sa forme. Dans le premier cas, la règle est que les bords soient nettement taillés, comme à l'em-porte-pièce ; dans le second, ils vont souvent en s'amincissant, et sont quelquefois un peu décollés. La portion de muqueuse qui circonscrit l'ulcération est, dans la vérole, tuméfiée modérément (je ne parle pas des gommes), mais d'une manière égale. Bien que la même

(1) Cité par M. Martellière, thèse de Paris, 1864.

Homolle.   6

chose se puisse voir dans la scrofule (voy. obs. XII), on rencontre plus fréquemment un gonflement inégal avec des bosselures irrégulières. Cette zone phériphérique a, chez le syphilitique, une teinte animée, franchement inflammatoire avec un aspect luisant, ou parfois une rougeur sombre ; chez le strumeux, les surfaces sont à peine modifiées dans leur coloration et restent assez pâles, ou bien, ce qui est ordinaire aussi, elles ont quelque chose de livide, une teinte violacée, un peu mate.

Le fond même de l'ulcération ne présente pas non plus de différences bien notables ; plus souvent peut-être, dans la vérole, il est égal et recouvert d'une mince couche de pus adhérent, un peu pulpeux, d'un blanc jaunâtre ; puis, à mesure que la guérison avance, on voit des bourgeons, d'un rose franc, poindre au milieu de l'enduit purulent et donner de plus en plus à la perte de substance l'aspect d'une plaie en réparation. Plus souvent chez le strumeux, le fond de l'ulcère est fongueux ; « dans la scrofulide maligne, dit M. Bazin, vous « trouverez généralement une plus grande quantité « d'éléments primitifs sur les bords de l'ulcère, que « dans la syphilide ulcéreuse, plus de granulations et de « fongosités à la surface des parties ulcérées. » (Leçons sur la scrofule, 2ᵉ éd., p. 294.)

L'ulcère strumeux revêt une autre opparence (ulcère atonique) ; son fond est alors comme lardacé, égal, jaunâtre ; on en a comparé l'aspect à celui du tissu graisseux sous-cutané, ou à celui du mastic. Cette forme est assez spéciale et doit toujours faire penser à la scrofule.

Au fond du pharynx, il faut aussi un examen attentif pour reconnaître quelques divergences entre les lésions

de la syphilis et celles de la strume. Hamilton parle
d'un ulcère « à bords irréguliers, peu profond et inégal,
« couvert çà et là de granulations et tapissé par une
« matière glaireuse mucoso-purulente d'un jaune ver-
« dâtre. » Dans la vérole, la paroi postérieure de la
gorge est d'un rouge plus sombre ; elle est luisante,
sèche, avec des stries de mucus jaune demi-concret ou
de véritables croûtes, la perte de substance est moins
irrégulière, plus profonde, souvent taillée en coup
d'ongle, en croissant.

Je ne mettrai pas en parallèle les scrofulides ulcéreuses de la gorge et les gommes syphilitiques ; ces
dernières ont en effet des allures tellement spéciales que
l'erreur est en général assez facile à éviter ; elles ont été
fort bien décrites dans les leçons récentes de M. Fournier, et je ne saurais essayer d'en donner un tableau
plus parfait. Le caractère le plus important qui ap-
partienne en propre à la gomme est une tuméfaction
limitée, d'aspect inflammatoire, rouge, lisse et luisante ;
le voile, proéminent dans une de ses parties, est dur,
résistant et rigide.

Plus tard, la rupture du foyer détermine la production
rapide, on pourrait presque dire instantanée, d'une perforation, ou du moins d'une entamure, d'une échancrure profonde dont le fond-bourbillonneux laisse voir
l'eschare gommeuse.

L'une des observations publiées par M. Fougère
(obs. X, communiquée par M. Lailler) présente quelques traits qui semblent se rapporter à la description
qui précéde : « Du côté droit, le palais est rouge foncé,
paraît comme abaissé, gonflé et distendu jusqu'à la
ligne médiane et assez en avant sur la voûte palatine ; »

mais le développement des ulcérations par petits îlots
qui succédaient à des pustules miliaires s'accorde mal
avec l'idée d'un syphilôme.

Les *phénomènes fonctionnels* ont peu de valeur; les
ulcérations syphilitiques ne s'accompagnent pas de beaucoup plus de douleur que les scrofulides destructives ;
les unes comme les autres peuvent passer inaperçues
pour le malade. Cependant, le début par une ou plusieurs poussées d'angine aiguë fébrile semble appartenir plutôt à la strume.

L'*évolution* plus ou moins rapide s'observe dans les
deux cas ; néanmoins une durée très-longue des accidents doit bien plutôt faire croire à une lésion strumeuse
qu'à une syphilide. Un lupus de la face qui dure depuis
dix ans est un vrai lupus strumeux; une tuméfaction
mamelonnée de la muqueuse du voile du palais et de
l'isthme avec destruction progressive pendant des
années est très-probablement une scrofulide.

L'apparition de poussées nouvelles, de rechutes successives avec des altérations persistantes, stationnaires
dans l'intervalle, est le plus souvent un signe d'affection
strumeuse. La syphilis grave, à la vérité, peut avoir des
allures analogues, mais alors il existe presque toujours
simultanément des syphilides ulcéreuses de la peau qui
ont succédé de près à l'accident primitif et qui se repro-
duisent très-fréquemment.

On a accordé une grande valeur aux résultats du traitement spécifique; et, dans les cas où M. Ricord hésitait
entre la scrofule possible et la syphilis probable, l'émi-
nent chirurgien du Midi faisait du traitement par l'iodure
de potassium une véritable pierre de touche. (M. Fournier,
Soc. méd. des hôpitaux, 1866.)

C'est là une règle très-sage, mais qui peut incontestablement conduire à l'erreur. Il ne serait pas plus prudent
de rejeter la syphilis par ce seul fait qu'une lésion aura
progressé malgré un traitement spécifique bien conduit
que de l'admettre parce que la médication iodurée aurait
rapidement guéri ou semblé guérir une angine grave de
nature douteuse.

Cette question à été discutée à la Société des hôpitaux,
et la plupart des médecins ont conclu à l'incertitude des
indications fournies dans quelques cas par le traitement.
On rencontre en effet des syphilides graves ou malignes
qui vont s'aggravant en dépit de tout traitement; il semble que le sirop de Gibert accélère leur marche destructive, et les toniques seuls, l'huile de morue même, sont
les seuls remèdes dont on puisse attendre un effet favorable.

Il y a d'autre part des scrofulides qui se modifient par
la médication iodurée; Lugol était enthousiaste de l'iode
comme antistrumeux, Baudelocque donnait l'iodure avec
succès aux scrofuleux, M. Lailler fait remarquer que cette
thérapeutique réussit surtout si le malade a longtemps
pris de l'huile de foie de morue, circonstance importante
à connaître pour ne pas se laisser entraîner à admettre la
syphilis chez un malade, qui, après avoir inutilement pris
de l'huile de poisson, se trouve très-rapidement amélioré
par l'usage de l'iodure de potassium. Il faut bien savoir
que la tendance normale de certaines syphilides et des
gommes en particulier (en dehors de la vérole maligne ou
très-grave) est de subir, à une certaine période, une amélioration progressive quelquefois assez rapide, et enfin de
guérir spontanément; il ne faudrait-donc pas repousser
l'idée d'une affection spécifique à cause d'une guérison
prompte sans l'emploi du traitement mixte ou sous l'in-

fluence d'une médication purement antistrumeuse. D'une manière générale, la rapidité de la guérison appartient à la syphilis, la résistance prolongée à toute thérapeutique se rencontre plus fréquemment dans la scrofule; cependant bien des véroles graves ne laissent aucune prise au traitement, et certains cas de scrofule cèdent merveilleusement et très-vite lorsque, à la médication interne, se joint un traitement topique bien dirigé.

Accidents concomitants. Est-il besoin de dire qu'on doit toujours tenir le plus grand compte des divers accidents que le malade peut présenter en même temps que les lésions de la gorge? Dois-je répéter qu'il faut examiner la surface entière du corps, y étudier avec soin toute éruption actuelle ou toute cicatrice pouvant aider à la diagnose?

La tuméfaction des ganglions n'a pas par elle-même une valeur considérable; mais elle prend parfois des caractères qui ne peuvent guère laisser de doutes sur la nature de la maladie constitutionnelle à laquelle il convient de rapporter l'angine.

Dans quelques cas, la scrofule se reconnaîtra à ses adénopathies caséeuses, aux écrouelles et aux cicatrices couturées qui en sont la conséquence. Chez d'autres, à la suite de l'élimination d'une gomme du palais, une adénite de nature spéciale, une véritable *adéno–lymphangite gommeuse* aura une valeur diagnostique très-grande; elle sera caractérisée par des groupes de ganglions durs assez volumineux, reliés entre eux par des cordons épais de consistance presque ligneuse; c'est-ce que l'on observait chez une jeune femme que j'ai vue dans le service de M. Besnier, l'adénopathie spécifique formait le long de sterno-mastoïdien, à droite et à gauche, un cordon noueux saillant, dur, un peu adhérent à la peau et aux parties profondes (voy. obs. XIX).

L'examen des organes génitaux ne devra jamais être négligé.

Les *opacités cornéennes* doivent être regardées comme presque certainement scrofuleuses, car, avec M. Roger, et avec la plupart des ophthalmologistes français, je suis peu porté à regarder la *kératite interstitielle* comme une manifestation de la vérole héréditaire. Des traces d'ancienne *iritis* feraient au contraire penser à la syphilis.

L'*ozène* appartient presque exclusivement à la scrofule; tout au plus, chez un très-jeune sujet, pourrait-on supposer que la syphilis congénitale devînt une cause de nécrose des os du nez avec suppuration fétide.

La *fistule lacrymale* est une manisfestation strumeuse ; mais parfois on observe, dans la même région, des tumeurs syphilitiques qui se distinguent par une apparence phlegmoneuse et une dureté presque osseuse, ce sont des périostoses de l'unguis.

L'*altération des dents*, décrite par Hutchinson, ne semble pas avoir la valeur qui lui est accordée en Angleterre; elle existait chez le malade de M. Bucquoy et chez une petite fille dont je rapporte l'observation (voy. obs. XIV) sans que la vérole héréditaire ait pu être démontrée chez l'une ou chez l'autre. Bœrensprung et M. Roger qui ont fait de la syphilis des jeunes enfants une étude si complète, ne regardent pas cette lésion comme spécifique; elle semble en effet appartenir autant à la scrofule qu'à la syphilis congénitale. Il serait bon cependant de rechercher si les scrofuleux qui présentent l'altération des dents décrite par Hutchinson ne se distinguent pas des autres par quelques traits spéciaux, si la coexistence des kératites interstitielles, des lésions des os nasaux et palatins ne leur donnent pas une physionomie particulière qui permette de les réunir en un groupe distinct.

L'existence de *lésions tuberculeuses des poumons* peut être invoquée en faveur de la nature strumeuse des accidents pharyngés; il faut cependant se rappeler que la phthisie s'observe assez fréquemment à une période avancée de la syphilis grave et que, d'autre part, la tuberculose est une des conditions qui tendent le plus à modifier le caractère des syphilides et à en rendre la curation difficile (voy. obs. XV).

L'*albuminurie* peut se rencontrer dans la scrofule et dans la syphilis; mais, tandis que, chez les strumeux, elle est susceptible de se montrer à toute période de la maladie et coïncide parfois, dans le cas de lupus, avec toutes les apparences de la santé; dans la syphilis, elle se produit presque exclusivement à la période cachectique.

Les *antécédents personnels* des malades ont une grande valeur; 16 des sujets dont les observations ont été publiées avaient présenté des manifestations strumeuses (gourmes prolongées, engorgement ganglionnaire avec ou sans suppuration, ophthalmies de longue durée, coryza et otite chronique, etc.).

Quant aux antécédents héréditaires, ils n'ont qu'une valeur restreinte surtout pour les malades de l'hôpital. On peut voir la strume régner autour des sujets atteints de scrofulides graves de la gorge, les frères ou sœurs ont des écrouelles, des lésions osseuses ou articulaires chroniques, mais cela est loin d'être constant.

Il ne faudrait pas avec trop de confiance se fonder sur l'absence d'accidents spécifiques chez une nouveau-né pour écarter, chez la mère, toute idée de syphilis en présence d'une angine de nature incertaine. Bœrensprung a démontré en effet, par une série d'observations, que la règle est de voir les enfants rester sains quand la mère est arrivée à la période tertiaire, alors même que, durant la grossesse, celle-ci présenterait des accidents en pleine évolution. M. C. Paul, dans un des faits qu'il a cités (*loc. cit.*, 1872, p. 45), invoque la parfaite santé d'un nourisson de trois mois comme un argument contre l'existence d'une syphilide tertiaire de la gorge chez la mère ; j'hésiterais à accepter une preuve de cet ordre.

On le voit, pour arriver à reconnaître la nature scrofuleuse ou syphilitique d'une angine ulcéreuse, il faut non-seulement examiner avec soin les caractères extérieurs de l'affection, son siége et sa forme, mais tenir compte de tous les renseignements fournis par l'état de santé actuelle et l'histoire antérieure du malade, par la marche spontanée du mal avant toute intervention thérapeutique et ses modifications sous l'influence du traitement.

Malgré les recherches les mieux conduites, on peut rester dans le doute, et quelques-uns de ces cas suscitent des diagnostics très-divers (voy. obs. XX) de la part de maîtres également versés dans l'étude de la dermatologie.

Dans quelques cas rares la rétention des produits de sécrétion folliculaire dans les lacunes amygdaliennes, au lieu de provoquer une véritable angine phlegmoneuse, détermine la formation d'une ulcération à fond pulpeux ; j'en ai observé un exemple, aux Enfants, il y a deux ans.

Supposez cette perte de substance, irritée par des cautérisations, chez un sujet peu vigoureux, à qui l'on ferait prendre du mercure et qui continuerait à fumer ; elle va persister et s'agrandir, constituer une véritable angine ulcéreuse.

Je ne m'arrêterai pas à signaler les caractères des ulcérations stibiées ou arsenicales; le mémoire de M. Imbert Gourbeyre sur les accidents produits par l'arsenic renferme une observation de Whitehead, qu'on pourra consulter à cet égard.

Un diagnostic plus intéressant est celui des *ulcérations tuberculeuses de la gorge* qui ont été bien décrites par M. Julliard et dont les exemples se sont récemment multipliés. Ce n'est en général qu'à une période avancée de la phthisie pulmonaire qu'on observe ce genre de lésions, auxquelles Bayle accordait une signification pronostique grave. Elles se distinguent surtout des scrofulides ulcéreuses par la multiplicité des ulcérations, et en même temps, leur peu de profondeur; par les sensations très-douloureuses auxquelles elles donnent lieu; par les troubles de la phonation ou l'aphonie dont elles s'accompagnent fréquemment. Il suffit de jeter un coup d'œil sur les planches qui sont jointes à la thèse de M. Julliard pour reconnaître combien ces pertes de substance multiples, superficielles, disséminées sur le voile, les piliers, la base de la langue, diffèrent des lésions que la scrofule peut faire naître dans les mêmes régions.

J'ai parlé de lupus hypertrophique comme pouvant à la rigueur se montrer à la gorge. L'observation XXII en est peut-être un exemple; elle m'a été communiquée par M. Lailler qui la classe parmi les problèmes et l'a intitulée (avec un point de doute) : Eléphantiasis de la face, du voile du palais et de tout l'isthme du gosier. Je mentionnerai aussi la récente observation de M. Landrieux.

Ce sont des cas de lupus hypertrophique qu'on pourrait confondre avec l'angine lépreuse. M. Peter a observé, dans le service de M. Sée, aux Enfants, un cas de lèpre avec induration tuberculeuse, rougeur et anesthésie de la muqueuse de l'isthme du gosier ; la difformité caractéristique de la face ne permettait pas d'hésitation sur le diagnostic. Wolff (1) rapporte plusieurs cas de lésions pharyngo-laryngées dans la lèpre, avec examen laryngoscopique.

L'*épitheliôme* du pharynx pourrait être confondu avec la forme cancroïdale du lupus, si cette forme particulièrement grave se développait primitivement dans l'arrière-bouche. Je ne sais si, en pareil cas, à moins d'avoir bien suivi le malade et d'être bien certain de l'évolution rapide des accidents, il serait possible de porter un diagnostic exact qui aurait cependant de l'importance au point de vue du pronostic. En dehors de cette circonstance exceptionnelle, il y a quelques signes qui en général permettront une diagnose précise. M. Isambert a fait remarquer les analogies qui rapprochent de certains cas d'angines scrofuleuses cités par lui, une observation de M. Lasègue (2). La lecture de ce fait conduit en effet à y voir un exemple probable de scrofulide de la gorge, et ce diagnostic, plus aisé aujourd'hui que les cas se sont multipliés, est déjà soupçonné et discuté par l'auteur du Traité des angines. L'étendue des surfaces envahies, la lente évolution du mal avec des rechutes, le peu d'intensité des phénomènes douloureux ; la dissémination des ulcérations et leur petitesse, l'adhérence de la luette au fond du pharynx sont de nature à faire admettre un lupus plutôt qu'un cancroïde.

(1) Virchow's Archiv, XXVI, 1863.
(2) Traité des angines, p. 379.

Dans l'épithéliôme, les végétations seraient plus iné-
gales, plus dures, et quelquefois plus fragiles, plus pâles ;
on trouverait une grande ulcération principale à bords
renversés, à fond ichoreux ; la salivation serait plus
abondande et fétide, à une période où le mal aurait en-
vahi le voile et les piliers.

J'ai déjà parlé de la transformation *in situ* du lupus
en cancroïde ; au point de vue du diagnostic il faut reconnaître que cette métamorphose est presque impossible
à affirmer sans l'examen histologique de quelques fragments excisés de la surface végétante ; même alors il y a
des causes d'erreur contre lesquelles il faut se tenir en
garde ; si en effet les coupes ne sont pas absolument
perpendiculaires à la surface du derme, les dépressions
 pidermiques interpapillaires semblent former des travées
cellulaires ou des lobules analogues à ceux du cancroïde;
de plus les culs-de-sac des glandes se dilatent, se rem-
plissent de cellules accumulées et peuvent simuler des
globes épidermiques.

Pour finir ce qui a trait au diagnostic, il me reste à
dire quelques mots des cicatrices radiées du fond de la
gorge et des adhérences du voile à la paroi postérieure.
Pour moi, je regarde comme impossible, avec les seuls
caractères de la cicatrice, de déterminer quelle a été la
nature des lésions pharyngées et je vais rechercher dans
quelle mesure ces cicatrices du fond de la gorge peuvent devenir des indices de syphilis ou de scrofule.

En Allemagne, on a accordé une valeur séméiologique
considérable aux cicatrices radiées et aux adhérences du
voile. Virchow (1) et le plus grand nombre des anatomo-

(1) Syphilis constitutionnelle. Trad. Picart.

pathologistes les considèrent comme des signes de syphilis. Dittrich (1) et Frerichs en font un élément de conviction lorsqu'ils veulent établir le caractère spécifique des cicatrices déprimées et des nodosités du foie dans un certain nombre de cas qu'ils considèrent comme des exemples de syphilis héréditaire à manifestations tardives. Virchow fait reposer sur le même fondement une conclusion semblable : « Eu égard aux cicatrices caractéristiques du pharynx, dit-il, je regarde comme inadmissible de songer à une autre origine, et je continue à regarder ces cas comme syphilitiques jusqu'à ce qu'il soit dûment démontré qu'ils peuvent exister en dehors de la syphilis. » (*Loc. cit.*, éd. All., p. 61, obs. VI.)

La vérité est, j'en ai la conviction, que les cicatrices de l'arrière-gorge n'ont rien de spécifique (quelques médecins même seraient disposés à les attribuer plutôt à la scrofule qu'à la syphilis); elles se rencontrent dans l'une et dans l'autre maladie constitutionnelle.

PRONOSTIC.

Ce que l'on sait de la marche des scrofulides de la gorge et du lupus en général rend le pronostic toujours incertain, non que l'affection menace en rien la vie du malade, mais parce que, dans quelques cas, la guérison est fort difficile à obtenir. Il faut être, par conséquent, très-réservé dans l'appréciation du temps qu'exigera la cure complète. L'imminence de poussées successives empêche même d'accepter, avec toute confiance, un commencement d'amélioration.

(1) Die syphilitischen Krankeitsprocesse in der Leber. Prag. vierteljarhschrift, 1849, I, p. 1, et 1850, II, p. 35.

TRÁITEMENT.

Les formes d'angine que j'ai étudiées ici constituant des manifestations d'une maladie constitutionnelle, c'est dire que, dans la thérapeutique qu'on leur appliquera, une médication générale doit nécessairement être instituée en même temps que les moyens locaux seront mis en œuvre.

Traitement général. — Les agents de cette médication sont de deux ordres, les uns se rattachent à l'hygiène générale, les autres à la matière médicale.

Je n'insisterai pas sur les premiers malgré leur importance : soustraire les malades au séjour des grandes villes, les transporter dans la campagne ou mieux au bord de la mer, leur faire prendre de l'exercice et leur prescrire une alimentation généreuse, ce sont là des conseils que l'on devra toujours donner en pareil cas.

La thérapeutique interne a une grande prise sur les manifestations graves de la scrofule, et si le traitement topique est d'une utilité incontestable (je cite les paroles de M. Bazin), il le cède en importance au traitement interne.

L'huile de foie de morue et les iodures sont les remèdes les plus efficaces qu'on puisse employer contre les scrofulides graves des muqueuses aussi bien que dans le lupus des surfaces cutanées.

L'huile de foie de morue doit être prescrite dans tous les cas où elle est tolérée et l'on sait combien, en général, cette tolérance est prompte à s'établir. Elle est absolument indiquée chez les scrofuleux francs qui ont eu des écrouelles, chez ceux qui paraissent prédisposés à la tuberculose, chez ceux même qui présentent seulement

tous les traits de lymphatisme. Alors même que la physionomie générale du sujet conduirait à la pensée d'une
syphilis héréditaire, l'huile sera donnée concurremment
avec l'iodure de potassium. Les doses varieront avec les
sujets, mais il faut savoir au besoin les élever jusqu'à
100 et même 200 gr. par jour.

L'iode qui a été considéré comme un spécifique de la
scrofule peut être prescrit sous forme de solution d'iodure de potassium ou de sirop d'iodure de fer, soit seul,
soit en même temps que l'huile de poisson. Je rappelle-
rai ici que l'action des iodures paraît être surtout favorable et prompte après l'emploi préalable de l'huile. Au
sirop d'iodure de fer on peut associer parfaitement l'iodure de potassium (5 à 10 gr. de sel par 300 gr. de sirop).
Dans d'autres cas, chez les sujets qui ont des adénopathies caséeuses considérables, par exemple, on peut associer l'iodure à la ciguë suivant les préceptes de
M. Bazin; on peut aussi, en pareil cas, prescrire à l'in-
térieur la teinture d'iode à la dose de 5 à 10 gouttes dans
de l'eau sucrée.

C'est plutôt dans les scrofules franchement ulcéreuses
qu'on prescrira l'iodure; l'huile est mieux indiquée dans
les cas du lupus de la gorge.

Ce serait rester incomplet que de ne pas indiquer les
grandes ressources que fournit la médication thermo-mi-
nérale. Loin des stations balnéaires on prescrira des bains
sulfureux, des bains de sel, des bains d'eau de mer à l'hy-
drofère, et surtout, si la chose est possible, on ordonnera
des bains de mer à la lame ou bien l'on s'adressera aux
divers procédés de l'hydrothérapie maritime. Mais, l'eau
de mer elle-même ne peut remplacer complètement les
eaux chloro-bromo-iodurées fortes, dont les types sont

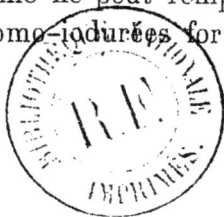

en France Salies, Salins du Jura et Salins près de Mou-
tiers-en-Tarentaise, en Suisse, Saxon; en Allemagne,
Kreuznach et Nauheim.

Traitement local. — Le meilleur topique, sans contre-
dit, est la teinture d'iode qu'on emploie sous deux formes,
soit la teinture du Codex, soit la solution caustique de
Lugol.

L'acide chromique en solutions plus ou moins étendues
répond aux mêmes indications.

Les solutions de chlorure de zinc (1/2 à 1/10), d'azotate
d'argent (2/1 à 1/10) agiront comme les précédentes, suivant leur degré de concentration tantôt comme de véritables caustiques, tantôt comme de simples irritants.
Lorsqu'on veut produire une action escharrotique, il faut,
plus encore qu'à la peau, prendre de grandes précautions
pour limiter l'action des topiques et empêcher leur dif-
fusion.

Dans certaines formes exubérantes on pourrait essayer l'usage du chlorate de potasse pulvérulent, mais
l'application en serait beaucoup plus difficile que sur les
lésions du tégument externe.

Quand l'ulcère de la gorge est le siége de violentes
douleurs, l'iodoforme en suspension dans la glycérine
pourrait rendre quelque service.

A ces moyens locaux, on se trouvera bien d'adjoindre
souvent les douches locales ou les pulvérisations; ces
moyens sont surtout avantageux pour déterger certains
ulcères pulpeux. A cet effet, on emploiera soit simplement l'eau glycérinée, soit, lorsque la muqueuse est légèrement enflammée, une solution faible de chlorate de
potasse, d'alun ou de borate de soude; sur les muqueuses
plus atoniques on projetterait une eau sulfureuse ou une

eau chlorurée; dans le cas d'ulcération douloureuse une solution étendue de chloral.

Ce traitement local pourrait se faire dans quelques stations thermales, à Saint-Christau, à Allevard, à Uriage, par exemple, mais j'ai indiqué plus haut la supériorité incontestable des eaux chloro-bromo-iodurées fortes.

Je n'ai pas eu l'occasion d'étudier l'*anatomie pathologique* des scrofulides graves de la gorge, je me bornerai donc à signaler à ce sujet une note de M. Cornil sur les altérations histologiques du pharynx observées dans un cas de M. Desnos (Soc. méd. des hôpitaux, 1865, p. 31) et les détails consignés à la suite du mémoire récent de M. Landrieux (Arch. gén., décembre 1874); l'examen histologique a été fait, dans ce cas, par M. Nepveu.

CONCLUSIONS.

Le lupus de la face s'accompagne assez fréquemment (un peu plus d'un cinquième des cas) de lésions de la muqueuse bucco-pharyngienne. Il faut donc toujours examiner ces parties dans les cas de scrofulides faciales.

Ces lésions dérivent par continuité du lupus des lèvres ou des fosses nasales, ou, moins souvent, prennent naissance dans la bouche ou la gorge sans propagation directe.

Elles affectent divers types (érythème, ulcérations, scrofulide tuberculeuse, hypertrophique, forme cancroïdale, etc.); le siége des lésions a une influence manifeste sur le type qu'elles tendent à revêtir.

Des affections analogues peuvent se développer primitivement sur la muqueuse du palais, de l'isthme ou du pharynx.

Homolle.   7

Elles se montrent sous deux formes principales : le lupus de la gorge (érosion progressive) et la scrofulide ulcéreuse (échancrure marginale ou ulcère perforant).

L'ulcère perforant de la voûte palatine coïncide chez quelques jeunes sujets avec certaines lésions que l'on a attribuées à la syphilis héréditaire (dents crénelées, kératite interstitielle, nez déprimé, etc.).

Les scrofulides graves primitives de la gorge sont, en général, des affections de la jeunesse. Leur siége de prédilection est le voile du palais, puis la paroi postérieure du pharynx ; elles ne débutent presque jamais par les amygdales.

La propagation des lésions à l'épiglotte est rare, les lésions du larynx sont plus exceptionnelles encore.

Les angines scrofuleuses graves s'observent chez des sujets manifestement strumeux, ou constituent une des formes de la scrofule fixe primitive. La syphilis héréditaire à manifestations tardives est peut-être une des causes qui peuvent les faire naître.

Le diagnostic est toujours difficile ; il faut constamment songer à la syphilis et faire l'examen très-complet du malade, s'aider de tous les commémoratifs avant de se prononcer. Le lupus de la gorge, avec l'érosion progressive et les adhérences ultérieures des piliers postérieurs au fond du pharynx, est distinguée plus aisément que la scrofulidé ulcéreuse des autres formes d'angines chroniques.

Il ne faut pas attacher une importance trop absolue aux résultats du traitement spécifique pour admettre ou repousser l'idée de syphilis.

Le traitement comprend l'administration des médicaments réputés antistrumeux et l'application de topiques irritants ou caustiques.

OBSERVATIONS INÉDITES.

A. — *Lésions de la muqueuse bucco-pharyngienne chez les malades atteints de lupus de la face.*

OBS. III. — Scrofulide hypertrophique (éléphantiasique) des membres inférieurs. — Lupus de la face. — Lésions multiples de la muqueuse bucco-pharyngienne (tuméfaction mamelonnée, plaques laiteuses, ulcère atonique).

X..., 33 ans, 19, salle Saint-Victor, service de M. Lailler. (Notes prises le 28 mars 1874.)

A l'âge de 15 ans, à la suite d'engelures, débute une affection chronique de la peau des membres inférieurs.

A 18 ans, premier séjour à Saint-Louis, dans le service de M. Bazin.

A 22 ans, adénites suppurées de la région cervicale.

A 25 ans, deuxième séjour dans le service de M. Bazin ; la face est envahie par un lupus qui a détruit une portion du nez et déterminé un gonflement considérable des lèvres.

Actuellement, le malade a deux affections dictinctes au point de vue de leur siége et de leurs caractères extérieurs mais de même nature évidemment.

Les membres inférieurs présentent une tuméfaction éléphantiasique avec destruction des orteils et ulcérations diphthéroïdes.

La face est horriblement mutilée et déformée ; depuis le mois de décembre 1873, la muqueuse labiale est ulcérée du côté droit aux lèvres supérieure et inférieure.

Dans les portions non encore ulcérées, la muqueuse est tendue, douce au toucher, tomenteuse, violacée et, en quelques points, opaline ou laiteuse.

Elle forme, sur la face postérieure de la lèvre inférieure, une saillie discoïde constituée par une série de granulations confluentes, et dont le centre est exulcéré, pulpeux.

A droite, est une échancrure profonde sous forme d'un ulcère à bords festonnés du côté de la peau, à fond rugueux, jaunâtre, finement granuleux. A mesure que l'on se rapproche de la commissure, on voit le fond se couvrir de saillies mamelonnées d'apparence végétante qui se prolongent jusque sur les gencives du maxillaire supérieur dont les dents sont tombées.

La muqueuse des joues est boursouflée ; le long des arcades dentaires se voient deux plaques laiteuses allongées.

En arrière du bord alvéolaire supérieur, sur la ligne médiane, est une ulcération triangulaire à base dirigée en avant, à fond jaune égal, sec en apparence et tout à fait atonique.

La muqueuse palatine est violacée, tuméfiée. La luette a presque complètement disparu ; elle forme, sur l'arcade rétrécie et asymétrique de l'isthme, un relief peu saillant, un peu dejeté du côté gauche ; nulle part il n'existe ni solution de continuité, ni ulcération même superficielle.

Les piliers, violacés, mamelonnés, ont, à gauche, une disposition à peu près normale ; à droite, les deux piliers présentent un écartement considérable ; l'excavation amygdalienne se montre presque de face ; l'isthme est rétréci de ce côté. Le pilier postérieur obliquement dirigé en arrière et en dedans, va se continuer avec la paroi à peu près normale du fond du pharynx.

Les amygdales ne sont visibles ni à droite, ni à gauche ; à droite cependant on distingue au fond de l'excavation quelques inégalités qui semblent correspondre aux lacunes d'une amygdale très-peu développée.

Aucune douleur ni à la gorge, ni aux lèvres, la déglutition se fait normalement ; la voix est un peu nasonnée.

A la fin de mai, après deux mois de séjour, la tuméfaction des lèvres a beaucoup diminué ; l'ulcération est en voie de réparation ; la muqueuse de l'isthme est moins tuméfiée, mais l'aspect des parties profondes de la bouche est à peu près le même.

Obs. IV. — Lupus à marche rapide (forme cancroïdale).— Début par la gorge et les fosses nasales. — Adhérence complète du voile du palais au fond du pharynx.—Ulcère à bords indurés, végétants, renversés en dehors.— Amélioration considérable par les applications d'iodoforme.

Bl...(L.), 19 ans, entrée le 31 janvier 1874, Saint-Thomas, 28, service de M. Vidal. (Notes prises le 28 avril, complétées avec l'observation recueillie par M. Percheron, interne de service.)

La malade est une jeune fille assez bien constituée en apparence, mais manifestement strumeuse. A 9 ans, elle eut une nécrose de l'un des tibias. A 15 ans, les ganglions du cou furent le siége d'un engorgement considérable, qui coïncidait avec l'apparition et les progrès d'une altération de la gorge.

A 18 ans, des fragments d'os de la voûte palatine et des fosses nasales s'éliminent par les pertes de substance de la voûte palatine. Le lupus envahit la lèvre supérieure. Une double tumeur lacrymale vient de se produire. C'est dans ces conditions que la malade entre pour la première fois dans le service de M. Vidal, en mai 1873.

Au mois de novembre, elle quitte l'hôpital, la lèvre supérieure un peu échancrée mais cicatrisée.

En décembre survient un érysipèle de la face, et, durant la convalescence, l'ulcération se reproduit à la lèvre (19 janvier 1874).

A l'entrée de la malade, on constate tout d'abord une large perte de substance de la lèvre supérieure qui est très-épaissie et coupée obliquement d'avant en arrière ; le fond de l'ulcère est jaunâtre, assez égal, les bords ne sont pas renversés, mais toute la surface est dure comme celle d'un chancre infectant ; les gencives sont fongueuses ; le voile du palais et les piliers forment des brides cicatricielles qui vont adhérer au fond du pharynx ; le nez est déprimé.

La malade est immédiatement soumise à un traitement par l'huile de foie de morue et l'iodure de potassium (2 gr. par jour) ; l'ulcération est cautérisée avec le caustique Filhos.

Lors de la chute de l'eschare (9 février), les bords de l'ulcération commencent à se déjeter en dehors.

Le 25, cette disposition est si accusée qu'elle simule le cancroïde ulcéré. Un fragment excisé des bords de l'ulcération est examiné au laboratoire du Collége de France ; il ne présente pas les caractères du cancroïde.

La surface végétante est cautérisée à plusieurs reprises avec le chlorate de potasse.

Quand j'examinai la malade, au mois d'avril, la région nasolabiale présentait une vaste perte de substance triangulaire qui, de la sous-cloison, s'étendait aux deux commissures labiales. Deux surfaces obliques en arrière et en dedans, couvertes de croûtes brunes, se dirigeaient vers le maxillaire supérieur fissuré à sa partie moyenne comme dans un bec-de-lièvre présentant cette disposition appelée gueule-de-loup. Il semble que toute la portion du palais qui correspond aux os intermaxillaires ait disparu; les quatre incisives sont tombées avec la portion du bord alvéolaire qui les supportait.

En arrière de cet antre ulcéreux, séparé par un pont d'un centimètre environ, se voit une autre perte de substance, ovalaire, antéro-postérieure, de la voûte palatine.

Toute la muqueuse du palais est pâle, sans teinte violacée, elle est couverte de mamelons granuleux peu saillants.

Au point où le voile succède à la voûte, tout change; toute la portion membraneuse qui correspond au voile est indiquée par une teinte rosée et un léger relief circonscrivant le contour déformé de l'isthme. A peine reconnaît-on un vestige de la luette; l'excavation amygdalienne est effacée et les tonsilles semblent avoir disparu; il faut déprimer beaucoup la langue pour apercevoir, très-bas, une petite masse rosée qui paraît le débri de l'une d'elles.

Derrière la ligne sinueuse et le léger relief qui indiquent la orme du voile et de la luette, se voit une lame fibroïde, sillonnée de quelques brides, qui se porte directement en arrière et va s'implanter en quelque façon sur le fond du pharynx; toute communication des arrière-narines avec la gorge est ainsi complètement oblitérée.

La voix est très-nasonnée, la parole difficile à comprendre.

La déglutition se fait bien. L'ouïe est conservée.

Les douleurs, presque nulles au début, sont devenues plus vives à la suite de cautérisations répétées.

La santé générale est bonne; l'urine n'est pas albumineuse.

Pendant des mois, le traitement général restant le même, on fit des applications de caustiques divers, dans le but de réprimer la végétation exubérante des bords de l'ulcère, mais sans aucun succès.

Au mois de juillet, les topiques irritants ou escharrotiques sont remplacés par l'iodoforme et la cicatrisation se fait d'une manière progressive.

Ons. V. — Lupus tuberculeux et ulcéreux de la face (dégénéré en cancroïde?)

Nerv. (El.), 39 ans, infirmière à Saint-Louis depuis seize ans, Saint-Thomas, 19. Entrée le 10 octobre 1872; morte en juillet 1873.

(Observation communiquée par M. Lailler, prise par MM. Baréty et Danlos; abrégée.)

La transformation du lupus en cancroïde fut supposée dans ce cas, mais il n'y eut pas d'examen histologique.

La malade, scrofuleuse depuis l'enfance, avait depuis l'âge de 18 ans un lupus qui avait détruit toute la partie centrale de la face.

La surface de la perte de substance s'est couverte, depuis quatre ou cinq mois, de mamelons de volume variable, isolés ou cohérents, rouges et durs. Les bords sont partout élevés, turgides, violacés et durs.

Depuis deux mois, El... souffre dans les fosses nasales, dans la gorge et dans la bouche, et, depuis un mois, les liquides qu'elle avale sortent par les narines.

Depuis deux mois aussi, elle peut à peine ouvrir la bouche; les deux incisives médianes supérieures et l'incisive latérale gauche sont mobiles, et, derrière ces dents, sur la voûte palatine, on voit une saillie lisse assez consistante, de la grosseur d'une aveline.

Traitement : Iodure de potassium de 0,50 à 3 gr.

En février 1873, l'apparence cancroïdale du centre de l'ulcération est de plus en plus manifeste ; de gros champignons se sont développés à sa surface.

La malade meurt au mois de juin ; malheureusement les détails manquent sur les derniers accidents et l'autopsie n'a pas été faite.

Obs. VI. — Lupus primitif des gencives. — Lupus secondaire du nez
(pièce n° 228 du musée de Saint-Louis).

Grandsire (Cl.), 29 ans, Saint-Louis, 58 ; entré le 17 janvier, sorti le 10 avril 1872. (Observation recueillie par M. Baréty, communiquée par M. Lailler ; abrégée.)

Homme peu musclé, maigre et pâle, d'aspect chétif. La mère est morte à 60 ans, après avoir toussé pendant sept ou huit ans.

A 12 ans, cet homme eut une fluxion de poitrine à droite; à 15 ans, il eut des ganglions suppurés au cou, un abcès de la marge de l'anus et une fistule. Il dit ne jamais tousser ; il n'a pas eu la syphilis. Il a beaucoup souffert de la misère depuis deux ans.

Il entre à l'hôpital pour un lupus du nez avec une tumeur lacrymale du côté gauche.

Le fait le plus intéressant de l'observation est une lésion des gencives, qui avait débuté trois ans auparavant, à la suite de grands chagrins. La gencive de l'arcade dentaire supérieure est en avant, d'une petite molaire à l'autre, rouge, légèrement saillante dans sa totalité, inégale à la surface, un peu tomenteuse, d'une consistance assez ferme; elle descend, en quelques points, entre les dents, mais, en général, elle s'est retirée au-dessus du collet.

Il y a un an, ces parties étaient le siége de douleurs assez vives et saignaient facilement; elles sont actuellement indolentes, peu sensibles au toucher; elles rougissent sans saigner lorsqu'on les irrite.

Le fond de la gorge (luette, piliers et paroi postérieure du pharynx) est d'un rouge sombre. Le voile du palais est d'un rose pâle, semé de granulations plus foncées, du volume d'un grain de millet.

Le malade n'a jamais souffert de la gorge; il entend bien.

Il a pris, depuis un an, de l'huile de foie de morue qui a amélioré son état général et en même temps l'affection du nez et de la gencive.

Traitement : Huile de foie de morue et sirop d'iodure de fer. Teinture d'iode puis solution d'acide chromique sur les gencives.

Le lupus gingival ne subit aucune amélioration considérable.

OBS. VII. — Scrofulide tuberculeuse (lupus) du nez. — Lupus des gencives et de la muqueuse palatine.

Cout. (Annette), 25 ans, salle Henri IV, n° 7 (service de M. Hillairet, avril 1874).

Jeune femme de bonne constitution, sans antécédents morbides personnels ou héréditaires qui indiquent un état pathologique constitutionnel.

Le début du lupus nasal remonte à quatre ans; celui des gencives et de la voûte palatine a commencé il y a deux ans et demi.

Entrée à l'hôpital il y a deux ans, la malade dit y être restée un an ; elle sortit en juin 1873, avec des cicatrices et une déformation du nez.

En novembre, le lupus récidive sur les joues.

La gencive dans la portion qui correspond aux quatre incisives et à la canine droite de la mâchoire supérieure, est tuméfiée, inégale et comme mamelonnée, d'un rouge vif. A la gencive inférieure, la muqueuse est malade dans toute sa hauteur au niveau des incisives moyennes.

Toute la muqueuse palatine a été envahie ; mais la moitié postérieure est maintenant cicatrisée, de couleur à peu près normale ; la moitié antérieure est rouge, violacée, dure et mamelonnée. Le voile et les piliers sont tout à fait sains.

Une petite ulcération irrégulière à fond pulpeux, jaunâtre, à peine déprimé, siége en arrière de l'arcade dentaire supérieure.

La lèvre supérieure, à sa partie moyenne, est gonflée, lisse, douce au toucher, d'une teinte violacée plus foncée que la coloration des parties voisines, les ganglions sous-maxillaires sont légèrement tuméfiés à droite et à gauche.

La mastication est rendue pénible par la sensation d'ébranlement des dents ; mais il n'y a pas de douleurs spontanées.

Je n'ai pas revu la malade ; l'observation n'a pas été prise dans le service.

Obs. VIII. — Lupus du nez. — Tuméfaction granuleuse de la muqueuse du voile palatin. — Eminences papulo-tuberculeuses du fond du pharynx. — Plaque laiteuse de la joue.

Ango (Arm.), 27 ans, Saint-Louis, 48 ; entré en janvier 1872. (Observation communiquée par M. Lailler.)

Antécédents héréditaires suspects, au point de vue de la tuberculose ; pas d'antécédents strumeux personnels.

A l'âge de 17 ans, le lupus avait débuté à la face, et détruit une partie du lobule du nez ; il avait déterminé une tuméfaction considérable des parties restées saines.

Le malade ne se plaint d'aucun trouble fonctionnel notable.

La luette, les piliers et la paroi postérieure sont rouges ; des vaisseaux fins parcourent la surface de la muqueuse sur laquelle font saillie un petit nombre de grannulations rouges.

Sur la paroi postérieure du pharynx, à gauche, se voient trois ou quatre saillies plates, rouges, larges comme de grosses lentilles. Nulle part n'existe d'ulcération.

La joue gauche est notablement épaissie. La muqueuse est assez régulièrement saillante et d'un blanc grisâtre.

(L'observation ne fournit aucun détail complémentaire.)

Obs. IX. — Lupus : scrofulide papulo-tuberculeuse hypertrophique de la moitié inférieure de la face. — Cicatrice radiée du fond du pharynx.

Guillemain (J.-B.), 27 ans, 70, salle Saint-Léon, entré le 16 février 1874, sorti le 3 juin (aujourd'hui infirmier à Saint-Louis).

C'est un homme assez bien constitué, élevé à la campagne, dans le Cher, au milieu de conditions hygiéniques favorables. Ses parents, ses frères et sœurs puinés sont bien portants.

Vers l'âge de 6 à 7 ans, cet homme eut une ostéite suppurée du petit doigt qui exigea l'amputation.

A 12 ans, le lupus se montra au nez; le traitement se prolongea six mois, après lesquels le malade sortit guéri.

Cinq fois, depuis cette époque, G... est obligé de rentrer à l'hôpital; pendant un séjour qu'il fit dans le service de M. Lailler, en 1865, on reconnut une absence complète de la luette dont le malade n'avait aucun soupçon; il y avait de plus une lésion de la muqueuse labiale qui était « semée de petites plaques blanches, opalines, plissées, rappelant certaines plaques muqueuses de la bouche. » (Obs. communiquée par M. Lailler.)

Une nouvelle récidive ramène, en février 1874, le malade dans le service de M. Besnier.

La poussée nouvelle s'est produite, il y a deux mois, sans aucun trouble de la santé générale, sans cause manifeste.

Le nez est déformé, les lèvres sont très-tuméfiées; le bord muqueux de la lèvre supérieure est un peu rétracté vers la bouche.

Aux limites du mal se voient quelques éminences tuberculeuses peu distinctes. Toutes les parties malades sont remarquables par leur coloration violacée.

L'orifice buccal est manifestement agrandi.

La muqueuse labiale tuméfiée présente une série de mamelons que séparent des plis ou des dépressions profondes; elle est tomenteuse, d'un rose pâle, un peu opaline, très-hypertrophiée; la muqueuse des joues a le même caractère.

La muqueuse des gencives est rouge, violacée, fongueuse et saigne facilement; celle du palais est épaissie et tout à fait hypertrophique jusqu'au voisinage du voile.

Le contour de l'isthme décrit une ogive régulière, au sommet de laquelle la luette fait complètement défaut.

Les piliers, bien symétriques, circonscrivent l'excavation où l'on aperçoit à peine une très-petite saillie qui représente l'amygdale.

Leur bord libre, rose et régulier, n'est nullement cicatriciel; mais, au sommet de la courbe, au point où la luette s'insérait, le bord libre, aminci, présente, dans une petite étendue, une apparence fibroïde.

Au fond du pharynx se voit une cicatrice rayonnée d'un blanc nacré, d'aspect fibreux, saillante et comme kéloïdienne à sa partie médiane autour de laquelle rayonnent des tractus cicatriciels qui vont se perdre au milieu de la muqueuse saine. Le malade ne sait pas quand cette lésion s'est produite ; j'ai dit qu'elle avait été reconnue en 1865 par M. Lailler.

La déglutition se fait parfaitement ; les piliers bien mobiles se rapprochent librement. La voix est un peu nasonnée. Il n'y a de phénomènes douloureux d'aucune sorte.

La santé générale est excellente ; il n'existe aucun signe de lésions pulmonaires ; cependant, le malade a des accès de toux nocturne. L'urine, chargée de sels, n'est pas albumineuse.

A la fin de mars, la tuméfaction générale de la face a beaucoup diminué. La muqueuse des lèvres est toujours tuméfiée, rose, semée d'un pointillé pâle (glandules augmentées de volume?).

Au commencement de juin, l'amélioration est considérable ; la saillie difforme des lèvres a beaucoup diminué, leur mobilité est beaucoup plus complète. La muqueuse buccale et palatine est toujours violacée, tuméfiée et comme mamelonnée d'une façon irrégulière. L'apparence laiteuse de la muqueuse des lèvres et des joues a disparu. L'aspect du fond de la gorge n'a pas changé.

Le traitement a consisté essentiellement dans l'administration de l'huile de foie de morue.

B. — *Scrofulides graves primitives de la gorge (angines scrofuleuses graves).*

Iᵉʳ TYPE. — Lupus de la gorge.

Obs. X. — Lupus du voile du palais. — Adhérence du pilier postérieur gauche au fond du pharynx.—Ulcérations miliaires perforantes.

Sagé (Ern.), 31 ans, ouvrière. Entrée le 11 mai 1874, dans le service de M. Besnier. Sortie fin juin. ·

Femme bien constituée, sans antécédents morbides personnels ou héréditaires ; ne paraît pas avoir eu de manifestations strumeuses dans l'enfance, mais eut, il y a trois ans, de petits abcès ganglionnaires qui ont laissé des cicatrices au cou.

Mariée il y a cinq ans, elle n'eut aucun accident attribuable à la syphilis ; elle est accouchée, il y a quatre ans, d'un enfant qui mourut à 7 mois, et qui ne semble avoir eu aucun accident spécifique ; il n'y a pas eu de nouvelles grossesses depuis cette époque.

Trois semaines après la délivrance la malade commença à souffrir de la gorge ; et depuis, ces douleurs se sont répétées à plusieurs reprises ; elles sont plus vives et reviènnent plus fréquemment depuis un an.

Il y a trois ans, s'est produite sur les membres inférieurs, une éruption pustulo-croûteuse qui a laissé des cicatrices à peu près circulaires, non pigmentées. Depuis un an le nez est affecté ; il est déformé, déprimé ; deux fois la malade a mouché de petits fragments d'os. L'haleine est fétide, et l'on peut reconnaître l'existence d'ulcérations de la pituitaire.

La gorge présente des lésions du voile et des piliers.

La luette est détruite ; l'arcade de l'isthme présente à son sommet une échancrure peu profonde, à gauche de laquelle se voit une saillie tuberculeuse, ovoïde.

Les piliers postérieurs sont épaissis, celui du côté gauche surtout ; ce dernier est tuméfié, mamelonné ; il se distingue mal du fond du pharynx auquel il adhère presque complètement.

Tout le contour de l'isthme présente une rougeur assez vive. Les excavations amygdaliennes sont assez profondes ; elles regardent presque directement en dedans.

Il n'existe qu'une seule ulcération très-petite, du diamètre d'une tête d'épingle, sur la ligne médiane, à 2 ou 3 millimètres en avant du sommet de l'ogive. Le liséré du pilier postérieur gauche est seulement exulcéré.

La muqueuse du fond du pharynx est un peu inégale, mamelonnée ; une des éminences papulo-tuberculeuses qui s'y rencontrent est exulcérée à son sommet.

La santé générale est bonne. Il est impossible de découvrir aucun accident imputable à la syphilis. La malade est mariée et croit son mari indemne de toute affection contagieuse.

Les troubles fonctionnels en rapport avec les lésions que je viens d'indiquer sont à peu près nuls ; l'angine douloureuse au début a presque complètement cessé de l'être. Le voile et l'isthme tout entier sont très-peu sensibles aux attouchements ; les mouvements réflexes sont difficilement provoqués. La voix est à peine altérée. La déglutition se fait bien : quelques substances seulement déterminent à leur passage un peu de souffrance.

Un examen laryngoscopique pratiqué quelques jours plus tard m'a fait constater l'intégrité presque absolue de l'épiglotte qui est seulement un peu rouge, des replis et des cordes vocales.

La malade avait été regardée en ville comme syphilitique et avait pris du mercure (pilules de proto-iodure) pendant sept mois sans amélioration. L'année précédente un mieux considérable s'était momentanément produit sans aucune intervention thérapeutique.

Le diagnostic, un peu hésitant les premiers jours, est ensuite formulé avec plus d'assurance : scrofulide de la gorge ou en d'autres termes lupus primitif du voile du palais et des piliers du côté gauche. L'ozène et les cicatrices d'abcès ganglionnaires sont avec l'absence de commémoratifs syphilitiques et les caractères extérieurs de la lésion, les éléments de ce diagnostic.

Cependant, et comme pierre de touche, M. Besnier prescrit le traitement mixte (solution d'iodure, sirop de Gibert ; injections nasales avec la solution de chloral au centième).

13 mai. Un petit bouton de la grosseur d'une tête d'épingle se montre à côté de la petite ulcération médiane.

14. A la petite pustule a succédé une ulcération profonde de 1 à 2 millimètres.

15. Chacune des deux petites pertes de substance forme une dépression grisâtre entourée d'une aréole inflammatoire.

28. La première ulcération est devenue une perforation complète sans avoir sensiblement augmenté de diamètre.

4 juin. Il n'y a aucune amélioration. Le sirop de Gibert est supprimé et le nouveau traitement est formulé dans l'hypothèse d'une lésion scrofuleuse (huile de foie de morue, sirop d'iodure de fer; bains sulfureux).

L'amélioration est cette fois assez rapide ; la malade quitte l'hôpital avant d'être complètement guérie (je ne l'ai pas vue à ce moment ni depuis).

Obs. XI.—Lupus de la gorge.—Erosion progressive du bord libre du voile. —Adhérence partielle du pilier postérieur gauche du fond du pharynx.

Lev. (Hél.), 8 ans, entrée le 23 octobre dans le service de M. Bergeron à Sainte-Eugénie. (Notes prises en mai 1874.)

Fillette assez bien développée pour son âge, scrofuleuse et présentant quelques traits peu accusés du facies syphilitique (cicatrices de trois abcès ganglionnaires strumeux au cou; nez un peu déprimé; dents incisives inférieures un peu échancrées mais non caractéristiques).

Avant d'entrer à Sainte-Eugénie, cette enfant avait été soignée l'an dernier dans le service de M. Bouchut pour des convulsions, dit-elle; sa gorge n'était pas malade à cette époque.

Pendant trois mois ses parents l'amenèrent à la consultation pour une angine rebelle; puis à la fin d'octobre 1873, ils se décidèrent à la laisser à l'hôpital.

Depuis ce temps elle a été soumise à une médication mixte par l'huile de foie de morue et l'iodure de potassium; une amélioration notable s'est produite sous l'influence de ce traitement, et les ulcérations qui, nous dit-on, existaient au mois de janvier ont fait place à des surfaces granuleuses qui semblent en voie de réparation.

Le voile du palais est déformé, détruit partiellement, surtout dans sa moitié droite où il est profondément échancré; sur la ligne médiane la luette persiste mais très-amincie. Le pilier postérieur gauche est tuméfié, mamelonné; il adhère au fond du pharynx dans sa moitié inférieure. A droite, le pilier postérieur, également épaissi, se dirige aussi vers la paroi postérieure; il est en grande partie masqué par l'agmygdale. Les saillies mamelonnées des piliers sont roses et présentent çà et là des points exulcérés et un enduit puriforme qui pourrait faire croire à l'existence de véritables pertes de substance. A la base de la luette seulement est une petite ulcération à fond jaunâtre.

A droite et à gauche de la luette dont les bords ont été manifestement érodés, rongés, le bord libre du voile est coupé presque transversalement, dans une étendue plus considérable à droite qu'à gauche où le pilier postérieur vient se fixer tout près de la base de la luette.

La muqueuse du fond du pharynx, visible surtout à droite, est épaissie, tuméfiée et présente deux petites exulcérations jaunâtres; elle est couverte en partie de mucosités teintes de sang.

La voix est un peu nasonnée; la déglutition se fait bien.

L'enfant quitte l'hôpital au commencement de juillet; je n'ai pu avoir de détails précis sur son état à cette époque; je sais seulement que l'amélioration avait été graduelle depuis la fin de mai.

II° TYPE. — Scrofulide ulcéreuse de la gorge.

Obs. XII. — Scrofulide tuberculo-ulcéreuse du voile du palais avec destruction de la luette et perforation à l'union du voile avec la voûte.

Loncle (E.), 18 ans et demi, entré le 5 mai 1874 à la Charité, salle Saint-Jean-de-Dieu, 18 *bis* (service de M. Brouardel, suppléant M. Bouillaud).

Garçon de constitution moyenne, pâle et un peu grêle, Parisien, fils de Parisien ; d'une bonne santé habituelle (il n'a eu qu'une maladie fébrile, probablement une fièvre typhoïde).

Il n'a pas d'antécédents héréditaires qui indiquent une prédisposition morbide, mais il dit avoir quatre frères ou sœurs qui ont tous des gourmes et des glandes au cou ; quatre autres enfants sont morts, un aîné, qui aurait succombé très-rapidement à une péritonite, et les trois derniers qui ont à peine vécu.

Dans son enfance, L... a eu des gourmes pendant longtemps, des glandes au cou, sans qu'il y ait jamais eu de suppuration ganglionnaire, enfin quelques maux de gorge sans gravité. On ne peut découvrir aucun antécédent syphilitique.

Il s'aperçut, il y a quatre mois, que sa voix devenait rauque ; il y a trois mois et demi, il ressentit de la cuisson à la gorge ; il avait peine à avaler le vin et sa salive même ; les substances un peu chaudes étaient mieux tolérées.

Pendant un mois, ces légers troubles persistent sans nouveaux accidents ; le malade s'aperçut alors qu'il se produisait à la base de la luette une petite perte de substance qui augmenta peu à peu ; un mois plus tard, la luette était détruite ; cependant les phénomènes douloureux restaient peu intenses. Depuis deux mois, le malade rejette quelques aliments liquides par le nez. Il n'a fait aucun traitement.

Lorsque j'examinai le malade, les lésions étaient les suivantes : Il existe un épaississement diffus de toutes les parties qui constituent l'isthme, surtout dans sa moitié inférieure. Les amygdales sont grosses et empêchent d'apercevoir les piliers postérieurs. Les piliers antérieurs sont normaux ; ils se réunissent en une ogive surbaissé dont le sommet présente une petite perte de substance linéaire qui empiète surtout sur le côté droit. A droite et à gauche de cette petite échancrure, sont deux saillies tuberculeuses arrondies. Sur la ligne médiane du voile, depuis la limite postérieure de la voûte jusqu'à 2 millimètres de la perte de substance que je viens d'indiquer, est une ulcération antéro-postérieure qui mesure environ 15 millimètres et qui présente deux prolongements latéraux ; un bourrelet peu saillant de la muqueuse entoure l'ulcération ; il se perd au milieu du relief mal accusé que présente le contour de l'isthme.

La perte de substance est assez nettement taillée presque à pic ; le fond est rosé, à peine granuleux ; il présente, à sa partie postérieure, une perforation complète, ovalaire, de 3 millim. de largeur.

La teinte générale de la muqueuse est d'un rose assez franc ; le fond du pharynx au contraire est rouge sombre, un peu vascularisé ; on y aperçoit deux éminences tuberculeuses.

La santé générale est bonne.

Je n'ai pu suivre ce malade et n'ai pas eu de renseignements précis sur la marche des accidents ; aussi le diagnostic ne peut-il être affirmé avec certitude.

Obs. XIII.—Ulcération perforante de la voûte palatine.—Quelques traits du facies de la syphilis congénitale.

Joly (Mél.), 9 ans et demie ; entrée le 10 juin, salle Saint-Foy, service de M. Lailler.

Enfant un peu grêle, d'apparence profondément strumeuse, incapable de fournir aucun renseignement. On sait par la mère que le père a eu la syphilis, il a même été traité par M. Lailler ; mais les notes conservées par M. Lailler lui font reconnaître que la syphilis (et l'accident primitif a été constaté à l'hôpital) n'a débuté, chez le père, qu'après la naissance de cette enfant. De la mère seule pourrait donc provenir la syphilis congénitale si on était conduit à en admettre l'existence chez la petite malade ; or rien ne permet de penser que la mère ait jamais eu d'accidents spécifiques.

L'enfant présente autour de la commissure labiale, à gauche, une cicatrice un peu déprimée, plissée, couturée de brides peu saillantes, tout à fait décolorée.

A la région sous-maxillaire gauche de gros ganglions forment une tumeur livide, suppurante.

La muqueuse de la voûte palatine est pâle ; elle présente des plis transversaux très-saillants. A un centimètre et demi en arrière, de l'arcade dentaire supérieure est une ulcération petite qui pénètre jusqu'à l'os, sans le perforer; le fond en est pulpeux, grisâtre.

Le voile du palais a une coloration normale. Les amygdales saines sont peu saillantes, les piliers sont sains; les piliers postérieurs bien distincts du fond du pharynx.

Obs. XIV. — Ulcération perforante de la voûte palatine; perte de substance du voile du palais.— Cicatrices de scrofulides de la face.— Ensemble des signes attribués par Hutchinson à la syphilis héréditaire.

Maucourt (M.), 15 ans, salle Saint-Foy, 36, service de M. Lailler; entrée le 5 juin 1874.

Fillette d'apparence lymphatique, sans antécédents héréditaires connus. Elle dit avoir eu, à l'âge de 4 ans, un bouton de longue durée au menton; l'affection qui persista un an a laissé une cicatrice décolorée, très-faiblement déprimée. Plus tard, à 5 ans, elle eut une ophthalmie qui se prolongea pendant quinze mois et laissa une opacité cornéenne.

La même année commençait une éruption du nez, qui eut une marche très-lente, laissa des cicatrices décolorées, irrégulières et une déformation notable du lobule; actuellement encore, il persiste une ulcération superficielle sur le contour de la narine gauche. Au-dessus du lobule déformé, le nez se déprime.

Les dents incisives inférieures sont crénelées, la médiane supérieure gauche présente une encoche profonde; elle est creusée un peu au-dessus de son tiers inférieur d'une rainure transversale très-accusée, au-dessus de laquelle elle se rétrécit et s'amincit.

On le voit, rien ne manque au tableau : kératite interstitielle, square nose, knotched teeth, tout se rencontre chez cette enfant pour en faire un type, qu'en Angleterre, on ne manquerait pas d'attribuer à la syphilis congénitale.

Il s'ajoute encore une autre lésion du même ordre; c'est une perforation de la voûte palatine. Enfin l'isthme présente la trace de lésions plus anciennes, aujourd'hui cicatrisées.

La voûte palatine forme une ogive assez aiguë, la muqueuse est considérablement épaissie d'une manière égale. Les plis de la muqueuse en arrière des dents, sont plus saillants qu'à l'état normal; la teinte générale est un rosé un peu violacé. La perforation est allongée d'avant en arrière; elle a environ 0m.006 de long et un peu plus de 0m.002 de large; en avant et sur les côtés de la

Homolle. 8

perte de substance, la muqueuse est un peu plus granuleuse, d'un rouge plus inflammatoire que sur les autres points.

Le contour de l'isthme forme une arcade irrégulière; la muqueuse, rose violacée, devient blanchâtre et prend une apparence cicatricielle sur le bord libre. On ne distingue plus ni piliers postérieurs, ni amygdales. Il existe encore une ulcération superficielle à fond jaunâtre au sommet de l'ogive.

Le fond du pharynx est rouge, granuleux, enflammé, couvert de mucus opaque; profondément, on aperçoit une grosse papule saillante, de couleur rosée.

Tous ces désordres semblent avoir débuté en octobre 1873; ils se sont accompagnés de peu de troubles fonctionnels. A peine existe-t-il de la douleur spontanée; la déglutition du vin et des liquides acides provoque seule quelque souffrance; rarement, les liquides reviennent par le nez. La voix est nasonnée, comme étouffée.

C.— *Angines syphilitiques.*

OBS. XV.—Syphilide ulcéreuse anomale à forme de lupus exedens, dans le cours d'une syphilis grave chez un tuberculeux; poussées successives avec production d'ulcérations miliaires multiples.

Breussen (Ed.), 41 ans, sculpteur, entre le 1er août 1873, salle Saint-Charles, 51, service de M. Guibout. (Notes prises au mois de mai 1874.)

Homme de faible constitution, présentant les apparences extérieures tuberculeuses. Il raconte un longue série d'accidents qui se sont succédé depuis 19 ans, presque sans interruption, à la suite d'un chancre induré.

Peu de temps après l'accident primitif et en dépit du traitement, les éruptions ulcéreuses se sont répétées presque continuellement; il ne s'est pas passé trois mois depuis ce temps, sans qu'il eût quelque poussée éruptive.

Les premiers accidents pharyngés se sont montrés, il y a dix ans; alors le malade fut pris d'enrouement et éprouva une certaine gêne douloureuse de la déglutition pour le vin surtout. La respiration était également gênée. Depuis un an, ces phénomènes se sont beaucoup aggravés.

Quand le malade entra à l'hôpital, il y a neuf mois, la luette était flottante, échancrée, perforée à sa base; depuis six mois, elle est détruite.

Depuis le début des lésions gutturales, il y a eu des améliorations et des rechutes ; pendant quatre ans, le mal fit assez peu de progrès, pour que Br... n'entrât pas à l'hôpital ; il restait cependant toujours des aphthes dans la gorge, dit-il, car bien que très-sourd, il rend parfaitement compte de son état.

En même temps que ces accidents se produisaient et que d'autres manifestations syphilitiques évoluaient (gommes, exostoses), des désordres graves s'accusaient dans la poitrine ; le malade avait une première hémoptysie, il y a dix ans, et l'on constatait dès lors des désordres pulmonaires graves.

Actuellement, tout le corps est couvert de cicatrices spécifiques, la face en est toute maculée ; les narines amincies sont un peu échancrées, comme si elles avaient été le siége d'un lupus.

Etat de la gorge. — Il y a des lésions de la voûte et du voile du palais, des piliers et du fond du pharynx. La muqueuse est d'un rouge vif foncé, elle est lisse et paraît un peu épaissie.

Le contour de l'isthme forme une courbe à peu près régulière ou mieux très-faiblement sinueuse ; la luette a complètement disparu. Un peu à gauche de la ligne médiane commence une ulcération superficielle irrégulièrement arrondie, qui dessine assez bien, sur la muqueuse de la face antérieure du voile, un demi-croissant ; les bords de l'ulcération sont assez nettement découpés en courbes festonnées et forment un léger relief. Le fond rose est presque partout recouvert d'un enduit puriforme, jaunâtre.

Au fond du pharynx, des mucosités purulentes couvrent une grande partie de la muqueuse. Sur la ligne médiane à peu près et assez bas, se voient deux saillies tuberculeuses cohérentes, d'un rose violacé, non ulcérées à leur surface.

La voix est peu altérée ; la toux est fréquente. Au sommet du poumon gauche, on perçoit les signes d'une excavation.

Depuis la dernière poussée, qui datait de huit jours quand je vis le malade, il y a eu des périodes alternatives d'amélioration et d'aggravation ; ces dernières, toujours marquées par une éruption de pustules miliaires qui devenaient le centre d'autant de petites ulcérations à développement excentrique.

Obs. XVI. — Syphilide ulcéreuse du voile du palais. — Cicatrices rétractiles des piliers. — Rétrécissement de l'isthme.

Kallman (E.), 35 ans, salle Saint-Foy, service de M. Lailler ; mai 1874.

Femme de bonne constitution, de bonne santé habituellement; ayant contracté la syphilis en 1862. Depuis cette époque, les accidents se sont répétés un grand nombre de fois, et la malade a fait six à sept séjours à Lourcine.

Depuis dix ans, il y a eu des accidents à la face, et, depuis un an, le voile du palais est intéressé.

A la face, on constate une éruption en pleine évolution; c'est une syphilide tuberculo-ulcéreuse, ce que l'on pourrait appeler un lupus syphilitique; de nombreuses cicatrices sont le vestige de lésions analogues à celles qui existent actuellement.

La muqueuse palatine présente un bourrelet antéro-postérieur, creusé d'une dépression ulcéreuse, d'un centimètre environ de largeur, au fond de laquelle l'os est à nu.

En arrière, le voile est tuméfié, comme hypertrophique, d'un rouge violet foncé.

L'orifice bucco-pharyngien est très-rétréci; il mesure à peine un centimètre et demi de large. La luette, petite et rétractée, diminue encore ce passage. Les piliers postérieurs, cicatriciels sur leurs bords, se portent obliquemment vers le fond du pharynx auquel ils adhèrent inférieurement. L'excavation amygdalienne est large et se présente de face; les tonsilles ne sont pas visibles.

Sur le voile se distinguent trois cicatrices peu profondes presque absolument décolorées.

Le fond du pharynx est un peu mamelonné, rouge violacé. Le reste de la muqueuse est d'un rouge différent, un peu ocré.

Au commencement d'août, la malade était encore en traitement, à peu près dans le même état; je ne l'ai pas revue depuis.

Obs. XVII. —Syphilide tuberculeuse (bourgeonnante, hypertrophique) de la muqueuse du palais et de l'isthme du gosier.

Dumas (L.), 39 ans, entré le 26 mai 1874, salle Saint-Louis, n° 8, service de M. Hillairet. (Notes prises au commencement de juin.)

Homme grand et fort, assez bien constitué, sans antécédents morbides héréditaires, ayant eu dans l'enfance des ganglions au cou et des maux d'yeux de longue durée.

En 1870, il contracte un chancre, deux mois plus tard il a une éruption pustuleuse, ulcéreuse, qu'on a qualifiée de rupia; en mai 1871 se produit une nouvelle poussée ulcéreuse; en 1872 les mêmes accidents se manifestent encore.

Il y a dix ou onze mois que le malade s'aperçut pour la première fois qu'il avait la luette longue et augmentée de volume, et qu'elle présentait des ulcérations.

Depuis cette époque, le malade a pris presque constamment, dit-il, du sirop de biiodure.

Actuellement, les membres sont couverts de cicatrices syphilitiques; il y a une exostose au cubitus droit.

La muqueuse du palais, de l'isthme et de la luette est le siége de lésions végétantes hypertrophiques, avec quelques ulcérations superficielles de peu d'étendue. Elle est épaissie, couverte de mamelons assez distincts, un peu inégaux et comme mûriformes; quelques-unes des éminences tuberculeuses sont exulcérées à leur surface et d'un rouge plus vif; au fond des sillons qui les séparent sont de très-petites ulcérations. La luette est démesurément longue, boursouflée, couverte de dépressions et de saillies irrégulières. Les piliers sont le siége de lésions analogues; les piliers antérieurs sont peu saillants; l'excavation, peu profonde, est comme étalée; ni à droite, ni à gauche l'amygdale ne fait de saillie apparente. Les piliers postérieurs sont gros, épaissis, mamelonnés; celui du côté gauche est bien distinct du fond du pharynx; celui de droite est presque complètement réuni à la muqueuse de la paroi postérieure qui, elle-même, est mamelonnée.

La voix est naturelle, la prononciation distincte; le malade éprouve un peu de douleur en avalant; la toux est assez fréquente, et s'accompagne d'une expectoration peu abondante de crachats muqueux opaques.

En un mois environ, le traitement spécifique qui, suivant la malade, avait été infructueusement employé pendant de longs mois, amène la guérison.

Obs. XVIII. — Syphilide végétante de la face; lésions propagées de la muqueuse des lèvres, de la voûte et du voile du palais (syphilis grave, d'origine exotique).

Vital (G.), 35 ans, imprimeur, entré le 29 mars 1874, salle Saint-Léon, nᵒ 7, service de M. Besnier.

Homme bien constitué, n'ayant jamais eu d'autre maladie qu'une dysentérie en 1861.

En 1864, au Mexique, il contracte un chancre induré de la verge et reste cent trente-cinq jours à l'hôpital; il eut alors, entre autres accidents, une ulcération rebelle au-dessus de la commissure labiale du côté gauche.

Cette affection se reproduisit en 1867 pendant la traversée du retour en France et envahit alors toute la lèvre supérieure (huit mois de traitement).

En 1869, se développe une syphilide du nez.

En 1870 la vérole se réveille encore ; les deux lèvres sont malades ; après treize mois passés à l'hôpital, Vital sort guéri, mais les lèvres restent épaissies, les narines échancrées. Jamais, pendant tout ce temps, le malade n'a souffert de la gorge.

Depuis cinq mois s'est produit une nouvelle rechute.

Le nez présente les traces des anciennes lésions. Les lèvres sont très-volumineuses, saillantes, comme dans le lupus hypertrophique. Leur coloration, comme celle du nez, est un rouge livide ; de nombreuses croûtes se voient çà et là, recouvrant des éminences tuberculeuses, mamelonnées, isolées ou cohérentes.

Sur tout le menton, la peau un peu cuivrée, demi-transparente, est partout recouverte d'innombrables saillies végétantes, serrées les unes contre les autres.

Sur le bord libre et sur toute la face postérieure des lèvres, la muqueuse est comme exubérante ; elle a une teinte violacée, avec des reflets blanchâtres, laiteux. La surface lisse et douce au toucher, présente en quelques points des dépressions exulcérées.

Toute la muqueuse de la voûte et du voile a la même coloration; elle est couverte de saillies mûriformes, plus ou moins serrées les unes contre les autres.

Sur les piliers, la muqueuse est violacée, mais égale ; la luette est grosse, violacée, un peu mamelonnée; la langue est absolument normale ; la gencive de la mâchoire supérieure est tuméfiée, mamelonnée, rouge, fongueuse.

Sous l'influence de cautérisations avec une solution concentré (1/1 et 2/1) de nitrate d'argent, la tendance aux végétations exubérantes est réprimée sur le voile aussi bien qu'à l'extérieur; le traitement mixte est associé à l'usage de ces topiques

Obs. XIX.—Ulcération de l'amygdale droite, consécutive à l'élimination d'une gomme. — Lymphadénite gommeuse.

Lassalle (A.), 28 ans, entrée le 4 mai 1874, sortie au mois de juillet, salle Saint-Thomas, nᵒ 53 (service de M. Besnier).

Femme de constitution moyenne, n'ayant jamais été malade,

n'ayant eu, dans l'enfance, aucune manifestation strumeuse, ni plus tard aucune lésion qui puisse être rapportée à la syphilis. Elle est mariée et ne croit pas son mari malade; elle a eu trois grossesses, suivies d'accouchements à terme (deux des enfants vivent, le troisième est mort à 13 mois).

Il y a dix mois, elle s'aperçut du développement de quelques ganglions cervicaux qui se tuméfiaient sans causer de douleur. Deux mois plus tard, elle commença à souffrir en avalant; depuis quatre mois enfin elle a de vives douleurs de tête, auxquelles elle n'était nullement sujette, et qui reviennent d'une façon irrégulière. En même temps, et cela depuis huit mois, s'est développée une tumeur indolente, mais sensible à la pression, dans la région du grand angle de l'œil, au niveau du sac lacrymal.

Etat de la gorge. — Le voile et les piliers sont le siége d'une tuméfaction qui, du côté droit, est considérable, sans qu'il y ait là, à proprement parler, de tumeur isolée; la rougeur est vive en cet endroit; la surface proéminente est tendue et lisse. Le pilier antérieur droit et la région de l'amygdale sont projetés en avant, durs, très-épaissis. Le bord libre du voile est un peu échancré à droite, au niveau de l'insertion de la luette, et, en arrière de la saillie considérable que forme a région amygdalienne, se voit une ulcération qui semble se prolonger assez profondément en arrière et en dedans ; elle est limitée par un contour festonné à petites courbures, à bords jaunâtres. Il semble évident, à première vue, qu'on a sous les yeux une cavité résultant de l'expulsion d'un produit morbide.

La luette est grosse et paraît un peu œdématiée. J'ai dit que les phénomènes douloureux sont peu accusés; la déglutition est un peu pénible ; mais le trouble fonctionnel le plus important, c'est l'aphonie qui persiste depuis huit mois; les grandes inspirations s'accompagnent d'un bruit rauque, un peu serratique.

Le long du sterno-mastoïdien, des deux côtés, mais surtout à droite, existent deux traînées ganglionnaires ; les glandes saillantes, dures, forment des reliefs ovoïdes, un peu adhérents aux téguments, peu mobiles sur les parties profondes. Un cordon dur, assez large, aplati, relie entre eux les ganglions.

Aux régions sous-maxillaires, sus-claviculaires, cervicales postérieures et axillaire gauche on trouve une adénopathie un peu différente; ce sont des ganglions indolents, peu indurés qui roulent sous le doigt.

Au niveau du sac lacrymal gauche est une tumeur à contours mal accusés, semi-ovoïde, à large base, à sommet proéminent, d'une dureté osseuse. La peau rouge est peu mobile à ce niveau ; elle est le siége d'une desquamation modérée. Le gonflement et l'induration s'étendent à une certaine distance sur les parties voisines du nez, de la joue, du pourtour de l'orbite.

La santé générale est excellente.

Le diagnostic, malgré l'absence de commémoratifs, ne peut laisser de doutes ; il peut être ainsi formulé : gomme ulcérée en voie de réparation de l'amygdale droite ; adéno-lymphangite gommeuse ; périostose syphilitique de l'unguis.

Traitement : 2 cuillerées de sirop de Gibert. Cautérisations de l'ulcération avec le nitrate d'argent fondu. Badigeonnages de teinture d'iode sur les tumeurs ganglionnaires du cou.

Les ganglions subissent d'abord une diminution rapide de volume, mais s'arrêtent ensuite dans leur retrait. L'état de la gorge s'améliore rapidement. Deux suspensions de traitement coïncident avec des périodes d'aggravation manifeste.

La malade sort presque guérie au mois de juillet.

D. — *Observations dans lesquelles le diagnostic n'a pu être porté avec précision.*

Obs. XX.—Syphilide gommeuse (M. Bazin).—Scrofulide (M. Hardy).— Scrofulide maligne ulcéreuse de la face.— Stomatite ulcéreuse à rattacher à la scrofulide (M. Lailler). — Lésion du voile du palais de nature syphilitique (M. Bazin). (Observation communiquée par M. Lailler, recueillie par M. Baréty ; abrégée.)

Perroud (M.), 39 ans, salle Saint-Thomas, n° 42, entrée le 17 février, sortie le 14 août 1872.

Antécédents de famille. — Père de constitution robuste, mort à 65 ans de cystite calculeuse ; mère morte à 68 ans d'une affection cardiaque.

Antécédents personnels. — Négatifs. Aucun accident strumeux dans l'enfance ; aucun antécédent rhumatismal ; jamais rien qui puisse faire croire à la syphilis ; il y a un an, double conjonctivite catarrhale. Jamais cette femme n'a souffert de la gorge.

Etat actuel. — La joue gauche présente une surface ulcérée, croûteuse ; cette lésion a débuté en 1868, sous forme d'un nodule, situé dans l'épaisseur de la joue qui bientôt s'est couverte de croûtes ;

lorsque celles-ci étaient arrachées, il s'écoulait du pus mêlé d'un peu de sang. Peu à peu l'affection a atteint les dimensions qu'elle a maintenant (5 centimètres sur 1 ou 2, suivant les points). Des croûtes jaunes verdâtres, fortement adhérentes, recouvrent une ulcération livide ; la peau, au voisinage, est de couleur naturelle, un peu rétractée.

Une autre ulcération se voit, depuis un an, à la région sushyoïdienne ; la peau est un peu décollée et violacée au pourtour ; un petit ganglion peut être senti dans le voisinage.

Examen de la bouche et de l'arrière-gorge. — Les gencives du maxillaire supérieur, d'une petite molaire à l'autre, sont rouges, mamelonnées ; les sillons que laissent entre elles ces petites saillies mousses, arrondies, de $0^m,002$ à $0^m,004$, sont remplis par un liquide muco-purulent ; elles ne paraissent pas fongueuses, et cependant saignent assez facilement quand on les touche. Les incisives sont déchaussées.

La voûte palatine, dans sa totalité, y compris la face postérieure des gencives, est d'un rose intense. La muqueuse est inégale, irrégulièrement mamelonnée, suivant des plicatures en forme de circonvolutions, dans l'intervalle desquelles sont des sillons assez larges, parsemés d'ulcérations peu nombreuses, petites, superficielles, à fond grisâtre, qui se détergent après une simple pulvérisation ; un enduit muco-purulent recouvre habituellement la muqueuse palatine, qui saigne facilement sous l'influence des frottements.

Le voile du palais, d'un rose intense, lisse d'une manière générale, présente seulement quelques points grisâtres. La luette est réduite à un petit moignon. Les piliers sont d'un rose foncé.

Le fond du pharynx, de même teinte, un peu inégal, est parsemé de petites saillies jaunâtres, d'aspect lardacé.

Les troubles fonctionnels font presque complètement défaut, il n'y a ni douleurs de gorge, ni douleurs d'oreilles ; l'ouïe est intacte.

Le traitement ne fournit aucune donnée de valeur pour la détermination de ces lésions qui, d'après le titre de l'observation, ont suscité des interprétations diverses. Après quelques jours d'un traitement purement topique, il y avait une amélioration qui persista lorsque le malade fut soumis à la médication mixte ; les progrès continuèrent quand on administra l'huile de morue ; puis survinrent deux périodes d'aggravation suivies de guérison.

Je n'ai pas autorité pour donner, d'après une observation, une opinion dans un débat où des maîtres se sont divisés ; je ferai seulement remarquer l'analogie très-grande qui rapproche les lésions buccales, constatées chez ce malade, de celles qu'on observe chez les lupeux.

OBS. XXI.—Ulcération de nature incertaine, probablement scrofuleuse, de l'excavation amygdalienne.

X..., 28 ans, garçon de café, salle Saint-Charles, n° 10, à la Charité (service de M. Damaschino, suppléant M. le professeur Sée). Juillet, septembre 1874.

Homme de constitution moyenne, fils de poitrinaire, mais n'ayant eu personnellement aucun accident spécifique. Il a eu une chaude-pisse, de deux mois à la vérité, mais ne semble avoir présenté aucune manifestation syphilitique.

Au mois d'avril de cette année, le malade souffre pour la première fois de la gorge ; cette angine s'accompagne de quelques phénomènes fébriles et de toux.

En mai, la toux est plus fréquente, et le malade doit suspendre son travail ; en même temps, la douleur angineuse a augmenté d'intensité, elle s'exagère par la déglutition, surtout lorsque le malade avale du vin auquel il a été obligé de renoncer depuis trois semaines.

Depuis six semaines, la voix est nasonnée, la salivation est très-abondante ; jamais il n'y a eu d'expuition sanglante.

Quand le malade quitta son ouvrage, le 10 ou le 12 mai, le médecin qui le vit reconnut une ulcération de l'amygdale beaucoup plus petite que celle qui existe actuellement. Des cautérisations furent faites à plusieurs reprises ; le malade fut mis au traitement antisyphilitique, mais il continua à fumer.

Etat actuel. — Outre les symptômes fonctionnels déjà indiqués, il s'est produit, depuis peu de jours, des douleurs vives, occupant l'oreille et la tempe gauches, empêchant le sommeil. L'ouïe est bonne dans l'intervalle des exacerbations douloureuses, s'affaiblit beaucoup pendant leur durée. Pour la première fois les boissons reviennent par le nez le 15 ou 16 juin.

L'odorat est diminué ; le goût est presque perdu ; la sensibilité, au contact, est très-peu accusée.

Tout l'isthme offre une teinte rose assez vive. L'excavation du

côté gauche offre, à sa partie supérieure, une saillie un peu inégale, constituée par l'amygdale, dont les follicules dilatés renfer-
ment en trois points des dépôts caséeux. L'amygdale est brusquement coupée par une ulcération qui occupe toute l'excavation dans
sa partie inférieure et descend vers l'épiglotte. Cette perte de substance, profonde, franchement taillée, a un fond pulpeux, d'un
gris jaunâtre, égal, sans bosselure ; on n'aperçoit pas nettement le
pilier postérieur derrière l'ulcération.

Traitement. Sirop d'iodure de fer ioduré (iodure de potassium
5 gr. pour 250 gr. de sirop). Injections avec la solution d'eucalyp-
tol 1 gr. dans 100 gr. d'eau alcoolisée.

Les premières nuits passées à l'hôpital sont mauvaises ; mais au
bout de quelques jours, il y a une amélioration notable : on voit
le pilier postérieur comme une petite colonne grisâtre qui, par sa
couleur, tranche sur le fond du pharynx, mais se distingue mal du
fond de l'excavation. Celle-ci est encore grise et pulpeuse, mais on
y reconnaît quelques rares bourgeons, d'une coloration rosée.

L'épiglotte, d'un rose vif, luisante, n'est pas notablement déformée ; les cordes vocales, bien mobiles, semblent un peu épaissies.

27 juillet. L'ulcération est moins uniformément grise et pulpeuse ; des bourgeons plus nombreux se montrent çà et là.

7 août. Amélioration considérable; on pourrait presque déjà
dire guérison ; la moitié droite de l'isthme est moins tuméfiée,
mais présente encore un certain degré de fermeté au doigt. La
muqueuse présente une teinte générale rose violacée, pâle.

L'ulcère est détergé, sauf dans un point au fond de l'excavation
où reste un peu d'enduit pulpeux.

L'amygdale paraît creusé d'une grande lacune, c'est le vestige très-rétréci de la perte de substance aujourd'hui détergée.

On aperçoit le pilier postérieur un peu mamelonné adhérent au
fond du pharynx avec lequel il se confond.

Les douleurs ont cessé, la déglutition se fait bien ; la voix reste
un peu nasonnée ; depuis quelques jours, le malade a de l'acné et
de l'enchifrènement iodiques.

Dans cet état d'amélioration considérable, le malade quitte l'hôpital.

Huit jours après sa sortie, se développent sur le cuir chevelu,
puis sur divers points du corps (épaules, épigastre, face interne et
partie supérieure des cuisses), des boutons gros comme des lentilles

au plus, qui suppurent et se recouvrent de croûtes brunes qui ont à la tête au moins tout à fait l'aspect de l'impétigo.

Quelques jours plus tard, la gorge redevenait douloureuse et les amygdales se tuméfiaient comme dans une angine aiguë. A la face interne de l'amygdale droite tuméfiée, on voit une ulcération allongée du haut en bas, peu profonde, pulpeuse, d'un blanc jaunâtre. Sur le fond du pharynx se distinguent plusieurs éminences ou granulations du volume d'un gros grain de millet, rouges à leur base, jaunâtres et pulpeuses à leur sommet.

L'impression que m'avait laissée ce cas, pendant le premier séjour du malade, était qu'il s'agissait probablement d'une ulcération, primitivement provoquée par la rétention du produit de sécrétion d'un follicule puis entretenue et aggravée par des cautérisations répétées ; mais le retour des accidents peu de temps après la lésion première, conduit à supposer une influence constitutionnelle, probablement de nature scrofuleuse.

Obs. XXII.—Eléphantiasis de la face (?), du voile du palais et de tout l'isthme du gosier (?). (Observation communiquée par M. Lailler, recueillie par MM. Rathery et Nottin.) (1).

Chauve (A.), 48 ans, salle Saint-Thomas, 28 ; entrée le 10 novembre 1868, sortie le 25 mai 1869.

Le père est mort à 70 ans, la mère à 78 ans, sans avoir présenté de signes de maladie constitutionnelle.

La malade, dans son enfance, a eu un peu de gourme derrière les oreilles et sur le cuir chevelu, quelques glandes au cou ; elle n'a fait aucune autre maladie aiguë qu'une fièvre typhoïde à 24 ans, enfin elle n'a jamais présenté aucun accident qui puisse être attribué à la syphilis.

Il y a environ quatre ans, cette femme vit, sans cause connue, sa joue droite enfler, sans qu'elle ressentît en ce point aucune douleur, sans qu'il existât aucune éruption. Ce gonflement disparut au bout de trois mois pour se montrer bientôt du côté gauche et se reproduire par poussées sans jamais cesser complètement.

Actuellement, la lèvre inférieure semble hypertrophiée, surtout dans sa moitié gauche ; elle a perdu sa souplesse normale.

(1) Pièces du musée de Saint-Louis, 232 et 238.

La peau du menton est rude, d'un rouge violacé ; elle est le siége d'une desquamation très-fine.

De temps en temps, au moment des régles en particulier, toute la face participe à cette tuméfaction.

Toute la région du voile est hypertrophiée, surtout du côté gauche ; elle a perdu sa forme et son aspect normal. Elle a, sous le doigt, une consistance lardacée qui, en quelques points, fait place à une dureté presque cartilagineuse. La coloration générale de toutes ces parties est foncée.

Les troubles fonctionnels sont presque nuls ; il n'y a aucun phénomène douloureux, la déglutition n'est pas gênée.

Après une amélioration temporaire de deux mois et demi, il survient une poussée légèrement douloureuse, pendant laquelle ces parties reprennent l'apparence et tous les caractères qu'ils avaient au début.

Le traitement a consisté simplement en cataplasmes, douches d'eau pulvérisée, tisanes amères et pendant les derniers mois, iodure de potassium à petite dose.

La malade sortit sept mois après son entrée, à peine améliorée.

N. B. J'ai déposé au musée de Saint-Louis une série de dessins qui représentent les lésions que j'ai décrites dans les observations I, II, IX, X, XII, XVII, XIX et XXI.

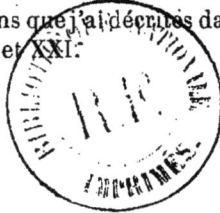

TABLE.

Paris. — Typ. A. Parent, imprimeur de la Faculté de Médecine, rue M.-le-Prince, 29-31.

www.ingramcontent.com/pod-product-compliance
Lightning Source LLC
Chambersburg PA
CBHW062043200326
41519CB00017B/5123